STAPLE fOOD CHIP

主食芯片

食物的未来是功能主食

鸿　涛◎著

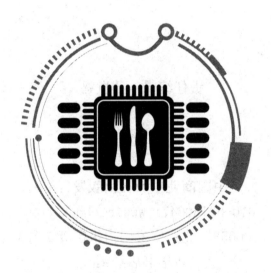

科技将改变我们的饮食习惯
让我们提前感受一下未来吧

中国商业出版社

图书在版编目（ＣＩＰ）数据

主食芯片：食物的未来是功能主食 / 鸿涛著. --
北京：中国商业出版社，2019.9
ISBN 978-7-5208-0903-0

Ⅰ．①主… Ⅱ．①鸿… Ⅲ．①膳食结构 Ⅳ.
① R151.4

中国版本图书馆 CIP 数据核字（2019）第 201529 号

责任编辑：黄世嘉

中国商业出版社出版发行
010-63180647　www.c-cbook.com
（100053　北京广安门内报国寺 1 号）
新华书店经销
三河市天润建兴印务有限公司印刷
＊
710 毫米 ×1000 毫米　16 开　15 印张　220 千字
2019 年 10 月第 1 版　2019 年 10 月第 1 次印刷
定价：58.00 元
＊＊＊＊
（如有印装质量问题可更换）

精准营养是健康的基础

大众所了解的"芯片"，最容易联想到的就是计算机和智能手机的中央处理器CPU，这是芯片中的典型实例。CPU属于系统芯片，另外还有存储芯片，无论是系统芯片还是存储芯片，都是通过在单一芯片中嵌入软件，实现多功能和高性能，以及对多种协议、多种硬件和不同应用的支持。基于"芯片"概念，人脑芯片、生物芯片、基因芯片等新科技概念层出不穷——主食芯片新科技是最新的精准营养食品人工智能技术，同时对这一概念加以论述。

自然界的猫不仅仅捕食老鼠，还会捕食很多小型哺乳动物以及鸟类。野生猫咪吃不到鱼，家猫为什么爱吃鱼？因为鱼肉富含和老鼠肉一样的牛磺酸，猫靠基因的力量就可以判断对于身体有利的物质。实验显示，猫与脂类代谢相关的基因也发生了改变。与大多数食肉动物不同，猫是专性肉食动物，这导致它们无法合成某些必须氨基酸，因此，它们可能演化出了不同的脂类代谢途径。此外，猫虽然会进食大量脂肪酸，但却不会对血脂浓度造成影响，而同样的情况在人类当中就可能引发心血管疾病。

　　通过进一步对比基因组，研究者发现，与古猿相比，人类有关记忆形成、恐惧调节和刺激—奖励学习相关的基因发生了改变，尤其是其中与食物奖励相关的基因。在人类文明的进化过程中，人类摄取食物奖励的本性机制已经脱离了基因组的控制力，更多地被社会环境和经济环境影响。人类基因的进化远远慢于社会环境的变化。

　　那么，什么样的主食芯片富含的营养元素多呢？这正是本书要讲的内容。

　　自古以来，我们与食物之间就建立了千丝万缕的联系。从一开始只为填饱肚子的"饲料式饮食"，到后来的重视食物背景文化、口味、营养的"餐式饮食"，都是在不断地进步。

　　现代社会，人们对于食物的要求越来越广泛，吃饭不仅仅是填饱肚子，也不仅仅是为了享受美味的口感，而是更注重饮食的效率和目的，也就是说，通过快速地吃饭来实现身体的健康。

　　常言说，人吃五谷杂粮，哪有不生病的。据调查显示，目前很多年轻人的身体处于亚健康状态，而高血糖、高血压、高血脂、高尿酸、贫血、骨质疏松等疾患，更是中老年人常见的病疾。

　　虽说人类现有疾病会因为基因技术、大数据技术的深度应用而攻克，最终攻克癌症和糖尿病等顽疾只是时间问题。但如果没有把主食健康放在和清新空气、洁净饮水一样的基础位置，人们将长久饱受病痛折磨，并且和疾病的抗争会成为生活中挥之不去的阴影。

　　我们需要空气，是因为我们需要氧气（O_2）；我们需要饮水，是因为我们需要水分子（H_2O）。人体对于气体和液体的需求很单一，而人体对主食的需求必须是多样性的，主食必须提供特素[①]，特素中包括能量、营养物质和必须的微量元素等。

----

① 特素在本书中是指包含能量、营养物质和必须微量元素的食品。

随着经济与科技的不断发展，以及人们成本理念的不断升华，人类必将迎来又一跨越式的饮食革命，那就是集千年健康经验与先进科学食物改良技术于一身的"精准营养饮食"，也是本书"主食芯片"的核心价值所在。

大健康产业在中国进入一个高速成长期，健康管理、健康养生、医用食品、营养治理等领域快速发展，预计到 2025 年，大健康产业市场规模将达到20 万亿元。大健康产业的热点区域——精准医疗、"互联网 +"医疗。以疾病治疗为中心的医疗模式正在被以疾病预防和康复为中心的医疗模式所替代。精准医疗以基因技术为中心，精准营养必然要以主食芯片 3D 打印技术为依托。营养治疗的方向必然是精准营养，精准营养领域的市场空间巨大，将会呈现快速发展势头。同时，智能医疗可穿戴设备会以新一代 5G 信息技术为支撑，逐渐进入爆发期。药妆行业持续升温，养颜塑身类的医美食品因高额利润空间会吸引各路资本入场。

精准营养，是通过食品工业创新，结合营养学知识，针对不同诉求的人设计出针对性的精准营养，既可以延续主食芯片对原有谷物的存储记忆，又可以在一定程度上辅助干预身体健康，这是食物的革命，主食的未来就是精准营养。

在食物的世界，元素周期表中的天然元素，加起来也就有那么多，但不同的元素搭配，就会产生不一样的能量作用，其所呈现的功效也各有不同。食物的世界内含丰富，研究领域宽广，没有绝对权威，只要敢于尝试，就能孕育出各种各样的新成果。我们上面提到的精准营养，属于食物界的特殊精准营养，如果能够成功，那将是人类饮食健康史上一大进步。

在人体的消化道中，神经细胞好比是大脑中的神经元，神经元与神经元彼此之间共同协作、互动交流，成为我们每个人身体最为必要的元素，是我们自主自治的第二大脑。

肠脑是肠道的神经系统，由 5 亿多个神经细胞组成，能有效地控制我们人体的肠道肌肉收缩、腺体分泌、调节细胞活性。同时，还可以有效地帮助我们平衡饥饿感和饱腹感，并在处理完毕之后，将整个状态的全部信息传输给大脑。而特殊精准营养，在智能化与科技化的创新理念下，探索消化机器人的技术，和肠脑沟通，让肠脑摆脱习惯形成的不良主食芯片的束缚，重塑健康饮食模式。

就人类疾病的康复来说，互联网大数据技术能让更有效的方法和手段脱颖而出。大病必须去医院，获得专业医师的指导，救死扶伤是医生的专业技能。一些小毛病却可以靠自己来解决，结合智慧医疗和人工智能，解决身体小毛病的 Catill 技术工具，将会陪伴每一个在意自己和家人健康的用户。

回顾过去，畅想未来，人类已经走出固有主食芯片的襁褓，也一直努力尝试全新的饮食结构，并以此作为根基不断改善自己现有的生活状态，人们希望自己能越变越好，这不仅仅局限于体质，还包含着生活品质与健康概念等精神层次的升华。本书中提到的精准营养，就是在努力提升我们的生活层次。

技术革命推进了现代文明，食品高新科技也在改造着人的健康模式和社交模式。前沿的大数据、人工智能、3D 打印、缓释控释、纳米超微等技术也都逐渐应用到了食品的生产和研发中。食品技术的目的是增强功能，区别于药品和保健品，食品技术必须关注口味和体验。传统的菜谱也正在结合营养和康复功能升级，营养师和康复师单向的饮食建议，也正逐渐融入和患者原本的生活方式的互动中。康复和健康的关键在于生活方式的重塑，以及坚持既定的健康方式，而建立健康生活方式的首要问题就是要尊重习惯、驯化习惯。主食芯片 3D 打印技术，让精准营养型主食成为可能。自然界没有任何一种天然单一主食是适合人长期食用的，必须是主食芯片 3D 技术下的复合主食才适合全营养和精准营养的需要。

　　本书内容结合过去、现在人们的饮食进化规律，将人与食物之间的关系娓娓道来，直抵问题源头，渐进性地阐述人与食物之间驯化与被驯化的历程与经验、人类饮食观念、文化以及需求的不断演变过程，对当下人类饮食系统的不断推进，也从不同的方面诠释着人类饮食结构的发展进程，并对未来世界人类更为先进的饮食结构和主食功效进行展望。

　　更为难得的是，本书从一个崭新的角度帮助读者看待人与食物之间的关系，让读者拓宽想象，提前感受未来尖端科技和时代文明缔造下的饮食新概念，以及优化后的新健康饮食结构体系，从而提前对自己进行饮食完善，改变固有主食芯片思路，让你拥有更健康、更美好的生活状态。

目
CONTENTS
录

第一篇

主食芯片的探源：

食物的语言

　　所谓主食芯片，是人脑对食物选择的程序系统，也就是说，人的大脑是如何形成对食物有好恶之分的。通俗地讲，就是一种固定的进食习惯，即：为什么会无缘无故地喜欢一种食物，而讨厌另一种食物。

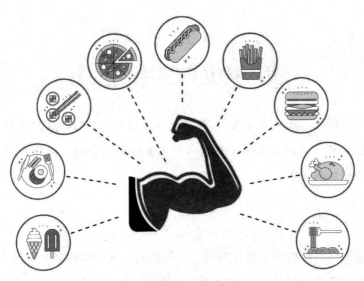

第一章
藏在生命不同背景下的饮食奥秘

　　食物和人类一样是有生命的，它们和人一样，从生下来就各有各的背景，各有各的形态，各有各的脾气，也各有各的语言，它们鲜活地存在于世间，是一个个神奇的生命体。它们与人生活在一个空间，用属于它们的方式与人类互动沟通、彼此驯化，才有了世间璀璨的饮食文化。可以说，每一种食物都在自己生长背景下拥有自己的神秘之处，它们看似沉默，却在无声中向我们传递着饮食奥秘。

好的食物背景，是健康的关键

俗话说"民以食为天"，食物是人类赖以生存的物质，是影响人体健康的重要因素之一。而有助于人类健康的食物，往往来源于其背后经历的故事。

随着现代科学技术的迅速发展，农作物的需求逐步向多元化的方向发展，人们充分利用先进技术，不断改进农作物栽培技术，为满足人们的粮食需求提供保障。很多农作物在人类的培育下日渐优化，产量也比从前翻了几番，种类的增加满足了大众的需求。

与此同时，由于新科技的引进，使得当下的食物产业两套基因模式越来越明显化、标志化。这里所说的两套基因，一套是食物自身携带的那一套最本质的物理 DNA 基因系统，另一套是后天锻造的驯化式基因排列成果，这一成果是无形的，它融汇在物种每一天的成长经历中，以及人类对食材成长进行驯化干预的新兴技术里。

正是由于基因不同，才出现了同一品种的大米，因不同的培育方法，给人带来的是截然不同的品质和口感。也是由于大米不同的背景，它们所表现出来的生机和活力也各有不同，这就是人类开辟自身智慧，在经过细致观察后，对其进行后天驯化的杰出成果。

前面我们提到过，食物和人一样是有背景的，这种背景表现在，它糅合了一个地方的人文特色、风土气候，体现着当地的日常生活和饮食需要。比如，你如果打开世界地图，就会看到不同国家的名称及不同种类的食物，麦当劳的炸鸡、苏格兰威士忌、意大利咖啡、印度大吉岭红茶……当这些食物的名称赫然在目时，你脑海中是否会出现麦当劳自建的养鸡产业链，或者是苏格兰那迷人的田园风光？而这些地方，就是食物的背景。

食物背景的美妙之处就在于此：不同地区的自然地理的多样变化，根据当地的气候，孕育出了不同种类的食物，让生活在不同地域的人享受到截然不同的丰富主食。比如，我们中国，从南到北，大到一线城市，小到偏僻村镇，都有地方特色小吃，其变化万千的精致主食不仅为人体提供了所需要的营养，更是影响着我们对四季循环的感受，带给我们健康、精致、充满情趣的生活。

除此以外，食物的背景影响的不仅是一个地区的食物结构，也影响着一个地域人口的健康状况，食物的地域性导致地域病，更深层次地影响一个地域的经济发展与人口结构。

民以食为天，食物滋养着我们的身体，提供给我们人体宝贵的营养和能量，而不同的食物滋养也缔造了人与人之间不同的体质，这种食物在人体中产生奇妙的反应，至今还有很多神奇的奥秘有待揭示。但有一点绝对不容忽视，那就是饮食确实能够给人带来满足感和幸福感。

一般来说，缔造我们人体愉悦幸福感的来源是我们人体内精神细胞之间的三种元素：多巴胺（快乐素）、血清素（情绪控制素）、内啡肽（幸福素），而食物源于自然，富含天然的"快乐物质"，正好能够促进人体这三类元素的生成，所以每到吃饭的时候，我们的人体会本能地产生愉悦和满足，一种莫名的幸福感油然而生，这份美好连接着我们对食物的真挚情感，也无形中成就了我们身体的健康状态。

食物的第一目的是供给热量，热量可以维持体温，保持机体功能，促进生长发育。人体供能主要有三种，分别是碳水化合物、脂肪、蛋白质，而碳水化物是最经济也是最好的供能方式。

人们对食物的好恶，是个人生活的映射

食物有食物的生长本性，食物内部有元素与元素之间的关联，而人类在选择食物的过程中会根据自己的好恶选择。一个人选择什么样的食物，映射出的就是自己什么样的生活习惯。

作为食客，我们在进食的过程中，会在不同食物之间做着选择，在尝试过许多食物后，我们会根据自己的喜好，爱上自己喜欢的食物。而且，这种偏爱食物的习惯，有时会跟随自己很多年，有的甚至是一辈子。这就是为什么不同国家和地区的人们，都有专属自己的特色小吃——慢慢地，不同地域的人们形成了各自不同的饮食习惯和饮食文化。

也正因为如此，人们会依据对方对食物的好恶，来判断对方是哪里人，并且这种判断往往很准确。

那么，什么样的食物是既美味又有助于人们身体健康呢？这就需要营养师和高级厨师来发挥作用了。

由于不同的食材有着各自的寒热属性，所以要采取不同的烹饪方法才能更营养更美味可口。凡是水生的动物和植物一般都性偏凉，比如，鱼、鳖、虾、蟹等海鲜，以及茄子、莲藕、黄瓜、白菜等。除此以外，鸭、鹅因为总在水里活动，按中医理念都属于寒性，最好的烹制方法是烧烤。而鸡、鸽子、

麻雀这类飞禽因为没有在水里生活，所以都属于热性食物，最好的烹制方法是炖煮，在炖煮的过程中为了保持阴阳寒热的平衡，最好还要放一些阴寒性质的蘑菇。

实际上，人们对食物的理解和科学的配比经验，全部来自于人类对于自身饮食结构的调整和摸索，人类希望在饮食的过程中更好地完善自身的平衡，让自己在吸收能量的同时，能够让食物在身体里形成更积极的运作反应，从而更有效地实现健康长寿的目的。经过不断的实践，这种食材搭配的比例变成了我们世代累积起来的经验记忆，最终输入了我们人体的基因组织，形成了我们对食物与生俱来的一种喜好。

耳熟能详的地域口味歌：

安徽甜，河北咸，福建、浙江咸又甜，宁夏、河南、陕、甘、青，又辣又甜外加咸；山西醋，山东盐，东北三省咸带酸，黔赣两湖辣子蒜，又麻又辣数四川；广东鲜，江苏淡，少数民族不一般。

之所以不同的地域呈现不同的口味喜好，追溯原因是多方面的。一个地域的饮食文化，往往是建立在多元化的基础上的。例如，本土的作物产出、当地的气候情况、不同的历史文化背景，以及宗教信仰等都有可能影响到当地人的饮食好恶。比如，我国西南地区的人习惯以辣去湿，而北方人习惯食用肉类抵御寒冷，沿海地区自然就习惯食用带咸味的海鲜，而越是缺盐的地区则越是喜欢以酸辣的口感来中和碱食。导致这种现象的一个重要原因，就是当地人的体质在一种特定的食物结构下所产生的诉求反应，我们体内各种激素的调动，不断调整着我们的饮食结构，以便更加适应一个地域的自然环境。

纵观我国的饮食文化，从北到南，口味由咸转淡；从西到东，口味由辣转甜；从陆到海，味道从重到轻。这一切都经历了千百年的传承和积淀，也在历史的不断演变下铸就了不同地区的特色美食。而在此地域下一代代成长起来的人，从生下来那天就已经接受了这样的饮食习惯，在大脑意识中形成了自己的"芯片记忆"，不可否认的是，这一切都映射到了我们的生活中。

追溯烹制的印记，不论是中国的八大菜系，还是来自其他国家的异域美食，尽管从口感上千差万别，但核心思想却从未改变，饮食从根本上承载调和五脏、补充营养、健康养生的使命，隐含着不同地域人们思想文化、风土习惯的影子。

中国有句俗话："吃什么补什么。"这话虽然浅显，却不无道理。数千年来，人类始终都在饮食这条道路上不断地探索着，却发现想实现吃好补好这件事，并不那么容易。一个人不仅仅受到地域和家庭的影响，还会受到不同社交关系的影响，想要彼此兼顾，同时满足自己身体的需要是不容易的。尽管不同的人有不同的饮食好恶，每个人有每个人的生活映射，有些东西我们无法决定外界环境，但至少我们可以利用更多的时间了解自己，调整自己，最终让自己拥有一个更健康、更科学的饮食结构，这就需要我们不断升级大脑的"饮食芯片"，它会让我们在健康意识不断增强的过程中，找到自己真实的需要，同时也能拥有最健康、最丰富的美食享受。

人体拥有多元空间，空间的状态各有差异

在人的身体里，存在着不同的空间，这些空间有的让我们疲倦，有的让我们振奋，而食物的本能元素，却能帮助我们很好地调整自己的空间，让我们无论身在何处都能焕发无穷的活力。

从营养学角度来讲，我们的身体在不同时期，身体的不同脏器都有各自的元素种类和物质代谢。现代科学证实，吃饭不只是给肚子存储运动能量和保持体温，也要给心、肝、脾、胃、肾、肺等生命脏器提供能量的，同时还要给眼、耳、鼻、喉、子宫、膀胱、生殖等功能脏器提供元素。胃肠道是开放性的空腔，上千种微生物和人体共存伴生，这个体内的开放生态环境系统是食物深加工的工厂。

人们会针对自己不同的体质，来选择不同的食物。而我们要想树立起最健康的饮食结构意识，就必须把健康模式的"主食芯片"输入大脑，这需要在摄食中保持理智，不论是对于食物还是对于我们的身体，在这个无限大的平行世界里，我们必须以最快、最正确的方式，寻找到自己的平衡状态。因为你今天的饮食方式，会改变明天你人体所在空间的活力状况。

那么，如何找到自己平衡的饮食状态呢？

答案就是节制和自律。面对喜欢的食物，我们不能在一时刺激下变成成瘾式的饮食习惯，即喜欢吃啥就天天吃，而是用一种顺应天地自然和谐状态的健康饮食结构，来把控我们身体的能量，从而更好地调配好存在于我们体内的每一个元素。

这就需要我们对自己身体投入更多的关注和爱心，同时还要不断地探索食物与我们人体之间的紧密关系，了解每一样食物的功能，明白每种食物在我们体内所产生的作用和反应，这样才会让自己每天食用的每样食物，在每一个空间都能表现出非凡的活力和智慧。而健康的"主食芯片"就是在这样的升华意识中得以锻造，成为我们日后摄食的主流，从而更好地为我们人体空间服务，让我们拥有更健康的生活方式。

人类饮食的三个阶段：饲料式饮食、餐式饮食、精准营养饮食

食物对于人类来说，无非是一种延续生命的饲料。当人们通过智慧不断地对生活进行改良后，曾经被人们视作饲料的食物，衍生成了碗里的饭。那么在未来的食物世界中，又将生出什么样的饮食结构？它又将以什么样的方式影响我们的生活呢？

说到饮食，在人类的发展进程中应该分为三个阶段，分别是饲料式饮食、餐式饮食、精准营养饮食。

饲料式饮食是指人类为了维系生命才摄取食物，由于当时技术不先进，食物的选择范围很少，只要有能吃的东西就不会错过，根本就不会考虑是否美味和健康。即便后来人们发现经过火烤制的肉食要比生肉好吃时，也是觉得用这样的技术处理的食物有利于存放，以保证随时喂饱自己的肚子，这恰恰是我们人类思想意识中最为原始的饮食概念。

人们这种饮食要求，有点像是用食物喂养牲畜，目的不在于提高其味觉，而是能够让它维系生命和生产，从而满足人类自己的物质需要，这种饲料式饮食，是生命的最基础饮食模式，为的就是填饱肚子、补给能量，对质量和口感、质地没有过高的要求，就是单纯地为了生存而进食的初级饮食阶段。

到了餐式饮食阶段，这时候人们的思想和技术已经达到了一定的水平，

不再依靠单纯的外出打猎、摘果子、挖野菜维系生活，他们渐渐学会了耕种、畜牧，形成了稳定的群落、社会，生活质量逐渐提高。这时的人们，开始不断改善自己的饮食，他们会根据自己的口味来完善食物，让食物更符合自己的胃口，同时也更容易给自己带来饱足的幸福感。

这时的人们就从单纯的饲料式饮食渐渐演化成了真正意义的餐式饮食，他们不但固化好了每一天的进食时间，而且对饭食的内容和口感提出了新的要求，为了能够达到自己向往的饮食幸福状态，他们不断地在烹饪技术上进行尝试和创新，研发不一样的食物的制作方法，生活也因为这样的不断尝试而变得稳定而丰富起来。

社会的发展和进步让人们的生活条件得到了改善，从曾经的四处游猎，形成了一个个依靠农耕畜牧养殖为食物来源的稳定村落，但人与人之间的等级划分也由此产生，穷人与富人之间的饮食规格、享受到的烹饪技术的差距，可以用"天壤之别"来形容。

食物按照营养区分分为7大类（见图1-1），分别是碳水化合物、蛋白质、脂肪、维生素、矿物质、膳食纤维和水。这7大营养物质构成了日常的饮食结构，通过营养物质的摄入，为人体提供了机体运转所必须的各种能量。人体最基础的需求是对热量的诉求，之后是对身体其他功能的需求。在人类进化过程中，人类不断对各类动植物进行分类筛选实验尝试，把人类不能进食的动植物剔除出去，入围的都是人可以接受的，在入围的这些食物中又不断分类，把供给能量最经济的谷物类作为主食来长期服用，把一些有助于改善口感的食物作为调味品来使用，并且不断进行功能细分。比如，肉可以补充蛋白质，部分药材可以解决疾患问题。就这样通过不断深入研究，来发掘食物的营养物质，跟人体结合的作用机理。功能食品就应运而生，功能食品是在满足了基本的温饱后，人类对健康追求的必然结果。

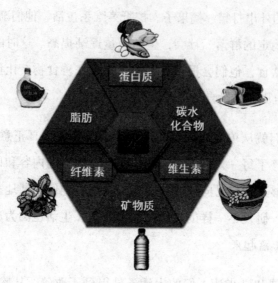

图 1-1　食物的营养分类

说到精准营养饮食，它所表现的是一种用更完备的技术驯化食物功能的过程。每一种食物都有属于自己的特殊功能，不同的食材在我们人体表现出来的作用是不一样的。食物与食物之间有着属于自己的相生相克，只要运用合理，就能够帮助人类解决各种健康问题。精准营养饮食的革新就在于，将我们饭碗里的食物功能彻底地开发出来，再对其进行科学的调整组合，形成更强大的精准营养组合，用来满足人类健康需求的特殊食材，从而重组改良我们当下的饮食结构，让吃饭这件事更富有针对性和目的性。

随着人们饮食结构的不断调整，精准营养饮食必将接替餐式饮食，成为新饮食时代的主流，因为精准营养饮食与我们生命起源的记忆有关——食物永远是维系生命不可或缺的存在。

总有一些食物密语，是你从未察觉到的

在食物的王国里，食物用它们的专属语言、用各种形式与我们互动交流，只不过我们从未在意过它们在对我们说什么。事实上，假如你能静下心来去感受、去倾听，你就会发现原来它们的世界是如此丰富多彩。

正如人类有自己的语言一样，我们碗中的不同食物也有着自己的语言。而且因为每一种食物的生长地域不同、照射的阳光强度不同，它们所传递的语言信息也截然不同。

有一位医生给人开中药的方式很奇特：他在给每个病人配药的时候，会根据这个人所处的地域，来对其所配备的药物做出选择。药物有许多种，能治疗同一种病的也有很多种，但这位医生对同一种病，对某些人会运用北方生长的药材，对有些人会用一些南方生长出来的药材。

有人问他原因，他笑笑说："一方水土养一方人，他们的体质适合用他们身体系统里最认可的药物来进行调理，找到他们身体最需要的东西，他们的身体才会好得更快些。"

由此来看，我们所食用的食物在生长的过程中是存在地域化语言的，而且这些语言在我们的身体里还会产生各种微妙的反应。只不过有些时候，我们自己没有意识到而已。老人们常说的那句："生在什么地方的人，就吃什么地方的菜。"人是生活习惯的"奴隶"。

一日三餐，三顿饭从加工到进食，我们与食物都在进行着各种各样的语言互动，他们用自己的形态、色泽、味道等方式，在向我们传达着信息，告诉我们目前它所处的状态是什么样的。下面我们就列举一些最常见的食物，下意识地听听，它们在用自己的语言说些什么。

（1）苹果切开后放一段时间，怎么就变成褐色了呢？

解读：我发生了酶促褐变，现在我的维生素 C 正在流失。

在果蔬和薯类的世界里，体内带着"分氧化酶"，同时还富含着很多抗氧化作用的"多酚类物质"，当这些东西碰到一起，再遇上氧气的催化，就会在色泽上发生变化，出现"酶促褐变"，这个过程就是酚氧化酶催化无色的多酚类物质发生的氧化反应，最后生成有色的"醌类物质"。

这些醌类物质彼此聚合，颜色就会越来越深。虽然在整个过程中，不会产生什么有害物质，但变色后的多酚类物质的抗氧化能力已经开始下降，随之而不断流失的就是食物中的维生素 C。所以，当你看到蔬果薯类的颜色发生不同的改变时，就是它们向你发出的语言信息，告诉你："我什么时候食用营养价值最大，什么时候食用会让营养流失。"

（2）为什么烤肉产生棕红色，烤馒头变黄？

解读：我发生美拉德反应啦，可能产生致癌物。

很多含有碳水化合物和氨基酸的食物，经过高温的加工烹制后，颜色都会发生变化，它们有的发黄，有的发褐，但散发出来的香气却十分诱人。很多人觉得这种食物一定很美味，却没有意识到，这时候食物早已经用自己的语言向我们发出了危险信号，它用它的色泽和味道在对我们说："我发生了美拉德反应，目前我存在一定的危险性。"

为什么会存在一定的危险性呢？因为碳水化合物和氨基酸食物，在经过加热烹调处理以后，会产生一种副产物，这种副产物名为丙烯酰胺，是一种致癌物质，它本身与香气无关，也不带任何颜色。

对于这样的食物而言，加热后颜色越深，香味就越是浓郁，丙烯酰胺的含量也会越高。而这些很可能给我们身体带来伤害的信息，食物早就用它们善意的语言，传达给了我们，只不过很多人仅仅只被美味吸引，却忘记了解读它发出的"危险"的语言信号。

（3）紫甘蓝焯水后怎么变蓝了？
解读：我的花青素遇碱变蓝了，我的稳定性正在下降。

草莓、紫甘蓝、紫薯、紫米等食物都富含着丰富的花青素，这种物质是一种很强的氧化剂，对我们的身体健康很有帮助，可以保护人体免受自由基的损伤。

花青素有一个特点，它们在酸性的作用下呈红色，而在碱性状态下呈现的是蓝色，中间还可以出现诸如紫色、绿色的一些过渡色，出现这些颜色，都不要担心，这些变色都是很正常的。但从营养角度来说，花青素在酸性的条件下稳定度是最好的。所以当我们按照自己的意愿烹煮食物的时候，食物也已经用自己的语言告诉我们：在什么样的情况下，能保证自己营养的最佳状态了。

（4）明明是绿叶菜，炒后怎么变黄了？
解读：我的叶绿素脱镁了，我的镁元素正在流失。

绿色蔬菜总是给人一种很新鲜的感觉，它之所以会呈现绿色，多数都归功于叶绿素中的镁离子，当阳光折射到植物身上，它们体内的叶绿素中的镁离子会让其他颜色的光有来无回，最终只留下其中绿色的光能反射回去。

但当蔬菜面临加热的时候，它们身体里的叶绿素就开始变得不稳定了。科研人员经过研究发现，醋中的乙酸，也就是我们常说的醋酸，会直接破坏叶绿素的结构，直接将植物中的叶绿素变成"脱镁叶绿素"，这时候的蔬菜就会因为镁的流失而迅速变成黄色。因此，当我们烹煮蔬菜的时候，它们也在用自己的本能语言对我们说："少加醋，少加醋，否则我的镁元素就要流失啦。"

（5）豆腐表面怎么发黏了？

解读：别吃了，我有细菌滋生了，目前体内含有毒素。

豆腐和肉类一样，都含有丰富的蛋白质食材，很容易因为通风不良或者温度不合适等原因，出现细菌滋生的情况。一旦细菌滋生，豆腐就会变得黏黏的。这时候很可能豆腐的体内已经开始滋生毒素了，即便是用热水冲洗也很难全部洗掉。

这时候豆腐就已经用自己发黏的状态语言，向我们发出暗示，只要是高蛋白的食品，身上出现黏滑物质，就不能再吃了。

关于食物的语言，可以说有成千上万种。在跟我们交流时，它们会根据各自的性格使用不同的语言。可以说，每一种食物都有属于自己的密语，我们只有用心地观察，才能够"听"懂食物所讲的密语。

在这里需要提醒的是，食物特性决定了食物本身最佳的加工与食用方法，不能单纯地用味道作为唯一健康评价指标。除此以外，食物搭配的合理性也是食物健康需要考虑的因素。功能食物的发展方向要遵循科学搭配，同时考虑食物本身特性，这样才能够让食物变得既健康又美味。

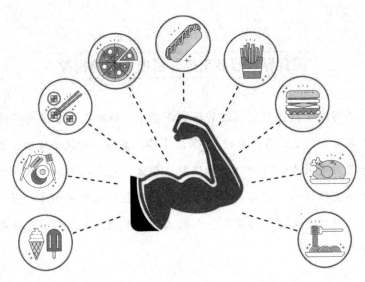

第二章
烹饪技术的升华给美食锦上添花

　　自古以来，既健康又美味的食物背后，永远都是人类烹饪技术不断升华的过程。我们前面讲过，食物是有灵性的，而最了解食物灵性的人，正是那些长期围绕着食物工作的人。他们多年如一日地研究不同食物的习性和特点，为了让食物的滋味锦上添花，他们不厌其烦地尝试着，在经历数次挫折和失败后，终于把一个个创意式的食物构想搬到现实。同时，也让自己的烹饪技术日臻成熟。

美食界 "煎炒烹炸" 层出不穷的根源

丰富的食材在人类不断的研究探索下，被加工成了各种风味独特的菜肴，从烹饪角度来说，"煎炒烹炸"的每一种技法背后，都蕴含着烹饪者对于食材的领悟和理解。那么，究竟人类为什么会发明这么多烹调技术，它与我们的生活为什么会如此紧密相连？当生存需求上升到美食需求的层次，人们又会在烹调方式上玩出怎样的新花样呢？

说到美食，除了新鲜的食材以外，还有映入我们脑海的一幅大师傅拿着炒锅炒勺精心烹制的画面，酸甜苦辣等佐料刺激着我们的味蕾，让我们吃了还想吃，吃了忘不了。可以说，煎炒烹炸不同的做法，锻造出了别有韵味的时尚美味。

说到美食，我国的饮食文化就足够我们研究一辈子，它依照历代食客的口味不断地进行总结改良，最终形成了自己独特的口感和菜系。同一样食材，经过不同的烹煮搭配，展现出截然不同的风味口感。这不禁让人产生了疑问，为什么人一定要那么细致地研究烹煮食材的方法，设计出那么多煎炒烹炸的烹饪技术呢？

从历史的发展中我们可以看出，过去的人们所能选择的食物是极其有限的。这是因为人们分布在世界不同的区域，加上交通并不便利，要想吃到其他地域的食材肯定要花费高昂的成本，所以没有太多选择的余地。后来，随着经济的不断发展，人们手头有了余钱，于是就开始钻研烹饪技法、配制调料。同样的食材，因为调料和烹饪方法的不同而呈现出不一样的味道，给人类的口感带来了更为新鲜的体验。

从美食烹饪的历程上看，地域美食的行程往往与饮食成本有着非常紧密的联系。将低廉的食材做得更好吃一些，再对一些调料进行加工，这样就能让自己很顺利地进餐，这是当时人们研究烹饪技法最原始的想法。

回到当下，很多朋友在遇到难以下咽的食物又没有其他选择的时候，也会采取古人同样的做法，本能的反应就是盛上一碗干饭，再寻觅一些调味料。比如，有人会选择酱油拌饭，有人则会努力寻找辣酱，以此来压制住食物难吃的口感，当原来的口感在作料的调剂下变得能够让我们接受时，食物本来的性质也就因此发生了改变。

考古学家已经证实，在人类最原始的群体生活阶段，人类进食的方式与野兽无异，但凡是围猎所获得的食物，都是不经过任何处理直接食用的。由于猎物的肉不能够长久保存，很多人都因为食用了腐肉而生病，最终过早离世，所以当时人们的平均寿命都很短。为了更好地活下去，人类便开始下意识的探索，究竟怎样才能有效地保存猎物且不至快速变质。直到有一天，山火爆发，很多动物来不及逃跑就被无情的大火吞并，而人类侥幸地生存了下来。当他们重新返回家园，看到被火烤熟的动物遗骸，在饥饿驱使下尝试着来咀嚼。这时候他们惊喜地发现，原来被火加工过的肉类，要比生肉好吃得多。

为了便于观察，他们将这些烤熟的动物遗体作为猎物带回了家。这时他们又发现了新大陆，那就是被火烧烤处理过的食物，能够有效地保质很长时间，这无疑是一件大快人心的事情。从此他们努力地寻找火种，开始依靠火的能量完成食物的初级加工，而这恰恰就是人类研习烹饪学的重要开端。也就是说，烹饪学从一开始就是为人类生存而服务的，其中蕴含着成本经济的深刻哲理，食材的加工可以有效地提高人类的健康指数，甚至直接影响到他们的寿命长短，将这些技术掌握在手里，人类便可以更好地抵抗恶劣环境，为自己创造更美好的生活。

解决了生存问题，下一步就是成本问题。随着人类社会的发展，大家在满足了基本饮食需要后，欲望就引导着他们向着更高层次的生活迈进，可要想提高生活质量，就逃不开高成本的付出，人们必须花费更多的经历、物力、财力，才能够过上自己心目中更好的生活。于是深受困扰的人们，遇到了想吃的东西吃不到，想买的东西买不起的难题，但那份对高质量生活的憧憬却怎么也不能断灭，为了从中寻找平衡感，人们再次在食材加工上做起了文章。

我国历史著名文学家，也是大名鼎鼎的美食家苏东坡，就是一个在食物困乏的生活状态下，为了吃上理想饭菜，而不断开动脑筋，努力尝试各种烹饪技法的典范。

苏东坡被贬以后，唯一能用来安家的地方，就是好友帮他盘下的一块荒地，于是原本是文人的他，不得不撸起袖子像个农民一样自己盖房，耕种田地。经过不懈的努力，他终于将自己的家变成了一个生机盎然的小农场，而这个时候，诸如东坡鱼、东坡肉，也在他的精心研制下成为家喻户晓的美味。

事实上，苏东坡之所以那么苦心研究烹调，除了个人爱好以外，更多地还是受环境所迫。他想吃肉没有更好的选择，当地除了猪肉便宜没人喜欢吃外，其他的肉都很贵。正是因为自己想吃肉，又买不起除了猪肉以外的其他肉类，才促使他不断地研究如何能将手里廉价的食材做得更加美味，既对得起自己的胃，又不至花费高昂的成本。而美食就是在这样压制成本的理念下，不断地沿袭创新，取得了一个又一个阶段性的成果。

了解了东坡鱼、东坡肉背后的故事后，我们再回到美食世界的"煎炒烹炸"，思路就更加清晰了。假如说烹饪技法是对现有食材的改良和创新，那么出现这一系列创新的初衷并不是为了享受，而是为了降低成本来生存。从这一点来看，我们的饮食与生存成本有着千丝万缕的联系，它曾经影响着我们的过去，而现在这种影响将继续存在。

美食技术并不等于健康饮食

如今人们的生活水平提高，超市食品专柜的食物可谓琳琅满目，绝对能让你挑花了眼。可这么多的食物产品，真的就都健康吗？答案自然是否定的。虽然眼下美食加工技术越来越成熟，饭馆里的烹饪大厨更是绝活频出，但这一切真的都在为我们的健康服务吗？当成本、收益、健康放在一个水平面上时，美食技术的提升真的能把我们带进健康饮食的新时代吗？

现在很多人都非常注重养生食补，正所谓："治未病以食调。"食物里自有大药，每一种食物中所含的微量元素都可以有效地补给我们身体所缺，从天地合一的概念来看，我们与宇宙万物本来就是一体的。

于是很多人开始把美食处理技术与健康饮食联系起来，认为食材经过精细的加工处理，更有利于我们的身体健康。这话听起来貌似很有道理，但并不完全正确。

美食之所以好吃，加工技术的调配功不可没，但这并不意味着经过加工后的食材营养丰富有利于人体健康。事实上，为了能够提升食材的口感，人们所加入的各种烹饪调料五花八门，从某种程度上已经极大地破坏了食材原本的营养元素。所以我们送到嘴里的美食，很可能除了好吃的口感以外，并不能达到补充营养的作用，甚至还很有可能给我们人体带来诸多的伤害。

很多人早餐都喜欢吃油饼，而且还特别喜欢吃哪种香脆松软的油饼，为了能满足大众的口味标准，有些小商贩在炸油饼的面中放入了明矾。这种明矾能让进入锅里的油饼立刻蓬松起来，让人吃着又脆又香，可时间长了身体就会产生诸多不适，严重的可能还会引发癌症。

除此之外，我们离不开的美味还有各种各样的饮料，如今饮料中夹杂色素、香精，已经不是什么秘密了，而这些配料几乎没有一种是有利于我们身体健康的，可如果不用这些调料进行调剂，不但成本上会给厂家造成压力，口感也未必能够赢得大家的青睐。所以说，美食技术是不能给大众带来百分百健康的。

随着人类食品安全问题日趋严峻，很多大品牌在质检问题上纷纷落马。我们不难感受到高科技在成就我们对未来美好期待的同时，也给我们带来了不小的隐患和麻烦。这些问题囊括在我们生活的方方面面，即便是手里的一碗简简单单的米饭，处理不好也同样会受影响。

加工技术是人创造的，而创造这门技术的用意肯定是与收益和成本挂钩的，在保证收益和成本的同时，通过市场调研，找寻到大众最为青睐的卖点，一切定下来以后，厂家才有可能将自己下一步的规划定位在食品健康安全的问题上。

　　起初大家购买巧克力，都希望它是甜的、全脂的，这样吃起来更享受，大人孩子都爱吃。但事实上，高甜度、高脂肪含量对我们的身体未必有好处。更何况为了达到更长的保质期，很多厂家还会下意识地在巧克力中加入防腐剂，而这些都是我们人类健康的无形杀手。可即便如此，购买群体仍旧络绎不绝，全脂巧克力始终受到大众的追捧与热爱。

　　后来，商家经过调研，发现假如能在巧克力中加入一些果仁、果干，或是将巧克力演变成各种水果口味，不但可以提升口感，还可以打着饮食更健康的旗号进行推广，让消费者更没有理由拒绝吃巧克力的美妙体验。于是在计算好利润和成本以后，将更富有创意的巧克力开始面向公众推广。这一招再次灵验，每个人都想在享受甜润口感的同时还能体会到水果、果仁、果干的味道。于是，人们争相购买，商家此次大胆的尝试再次将巧克力推向了大众推崇的风口浪尖之上。

　　然而，随着大家健康知识的普及，以及类似于三高、糖尿病、肥胖症等慢性病的患病率快速上升，人们开始对过甜、脂肪含量过高的食物下意识地回避，在主流媒体的引导、倡议下越来越偏向于健康饮食，巧克力的销售量明显不如往昔。迫于人们健康意识理念的改变，很多厂商觉察到，要想继续生存就必须对自己的产品采取革新，于是低脂巧克力、无糖巧克力、纯黑巧克力一个接着一个地走向市场。其用意很简单，就是能够在满足大众理念需求的同时，继续推销自己的产品，并从中获得更为丰厚的利润回报。而这就是经济与科技加工链下产生的客观规律，它可以鼓吹各种旗号，但核心价值只有需求和成本控制两件事。它没有感情，却始终调控着我们的生活，假如我们立场不够坚定，不知道自己真正需要的是什么，就很容易被其掌控，最终沦为错误消费下的被误导者。

　　美食技术的加工，确实给我们的生活带来了很多新鲜感，同时也增加了更多的选择性，但这并不意味着它就能全面地担负起健康饮食的责任和使命。当一种食材在各种加工中改变了原本的味道，我们就应该猜到，如果处理不善，它原本的营养价值就会随之发生改变。

当然这里也不乏一些可以最大限度保证食品健康、营养元素不流失的美食加工技术，特素公司结合食材本身特性，将食材超微粉碎，通过3D打印重新塑形，既满足了人们对事物外形的要求，同时也充分考虑不同食材本身的特性，结合人体消化吸收特点，加工出符合特定人群的精准营养。

地域气候，缔造出的不同烹调需求

前面我们讲过，食材会根据地域气候的不同具有各自不同的特性。这点就像人一样，哪怕是从小分开的双胞胎兄弟和姐妹，所生长的地域不同，其口味也有所不同。生长在爱甜的地域的人，饮食上会偏甜；生长在爱辣的地域的人，饮食上会偏辣。但不管怎样，关键是要看你是不是真的需要，因为不同的地域连接着我们身体的内在需求，才铸就了我们对口感本能的选择。正是因为这个原因，让我们打开了烹调世界的神秘大门。

纵观全球，不同的地域、不同的气候、不同的地方都有自己不同的风土人情。正是基于这个原因，在不同的气候状态下，生长出来的食材也是不一样的。食材不一样，人们采取的烹调方式也不一样。出于本能，人总是会选择最适合自己生活状态的烹调方法，越是适合于自己的口感，越是容易找到自己最适合的能量营养元素。

　　或许正是基于这个原因，不同地域在经过长时间烹调加工的总结过程中，独成一体，发展成为具有自身特色的菜品烹调系列，诸如中国的八大菜系、十大菜系，就是在这样的条件下演变而成的。

　　以鲁菜和川菜为例，来聊一聊不同地域气候下，人们都有哪些烹饪需求。

　　从山东鲁菜的角度来说，鲁菜的产生受到历史文化、地理环境、经济条件和习俗喜好等方面的影响。山东是中国古文化发祥地，地处黄河下游，气候温和，因为紧临着渤海和黄海，饮食以偏咸为主。这里蔬菜种类繁多，是"世界三大菜园"之一，而且水果产量居于全国之首，还有丰富的水产。这一切都为烹饪技法的演化提供了丰富的资源和养料。

　　早在《尚书·禹贡》中就载有"青州贡盐"，说明至少在夏代，山东已经用盐调味。之所以会选择盐，与当地地域条件是存在关系的。山东临海，自古以来就是晒盐的主要产地，再加上气候的自然条件，很容易造成盐分的流失，所以山东人首当其冲地将盐作为自己烹饪的主要调料。

　　这就是山东鲁菜的特色是咸而带鲜的原因。鲁菜讲究调味纯正，具有鲜、嫩、香、脆的特色。十分讲究清汤和奶汤的调制，清汤色清而鲜，奶汤色白而醇。它既满足了山东人适咸的口感，又在这个基础上推陈出新，采用别具一格的烹饪技法，最终自成一系，创造了历史悠久的烹饪文化。

　　再说四川的川菜，一提到它，不禁让人想起两句话，一是"四川的太阳，云南的风，四川的下雨像过冬"；二是"四川地无三里平，天无三日晴，人无三分银"。这两句话讲的是四川的雨多，而且一到雨季，气候就会变得异常阴冷，空气湿度也会变大。四川的冬季与北方的冬季不同：北方的冬天再冷，只要穿得暖暖的，就不会感觉寒冷，而四川给人的感觉是自内而外的冷，所以很容易患上风湿。四川人们为了抵御这种寒冷的现象发现了辣椒这种食材，它不但可以活血，还可以驱散湿寒，假如再经过细心烹调，还可以刺激食欲神经，产生愉悦的幸福感。

川菜根据当地食客的需求，运用辣椒、胡椒、花椒、豆瓣酱等是主要调味品，不同的配比，化出了麻辣、酸辣、椒麻、麻酱、蒜泥、芥末、红油、糖醋、鱼香、怪味等各种味型，无不厚实醇浓，具有"一菜一格""百菜百味"的特殊风味，各式菜点无不脍炙人口。

由此来看，地域的不同会让人们对于饮食的需要也有所不同。不同的气候环境，锻造出了人们不同的饮食结构和口味。更令我们感到新奇的是，即便是各地的气候会给我们人体带来不同的影响，却总是能在自己的身处之地，找到能够解决问题的食材珍宝，并以此作为基准，不断研发找到适合自己的烹调方式。

美食之所以能代代相传，是因为与人们的需求有着必然的联系，美食的版图上不仅仅记录着色香味的口感和文化，更重要的是记录了一代又一代人对饮食结构的探索和钻研。假如食物起初是为了维系生命，那么对于食物的选择需求，则来自于我们人类与自然抗争所留下的宝贵经验和心路历程。正是人们对这些经验的几经雕琢，才发展成为今天的这种特殊的美食艺术，让你在咀嚼食物时会品味到一些记忆，给你难以忘怀的恋恋食缘。

运行于人体六意间的食物加工技术

六意，指的是人的"眼耳鼻舌身意"。对于一个人来说，最真实的来自于亲身的体验和感受。对于烹调技法而言，之所以有的师傅能真正做到"色香味"俱全，首先迎合的就是人们六意的真实感觉。

尽管每个人每天都要吃饭，但这并不意味着，每个人都能吃到自己想吃的东西，这里面有地域的关系，有气候的关系，更重要的还有我们所要花费的成本。例如，当年唐明皇的时候，专宠杨贵妃，杨贵妃想吃新鲜荔枝，他不惜让差役用八百里加急快马运到长安皇宫里面。但那时大多城中的老百姓还尚不知晓荔枝是个什么东西，味道又是什么样子。对于他们来说，六意的感官并没有因为荔枝这个词的刺激而有什么不一样的感觉，每天还是自己简单的一日三餐，把白菜豆腐当作翡翠白玉，并说服自己这样的饮食结构是最健康的。

烹饪技术的初始阶段，就是源于人类生存成本的需要。当人们利用这种方法更好地维系了自己生存的需要时，开始对食材烹饪加工技术进行更深入的研究，努力让每一餐饭达到令自己更满意的口感。

从中医的角度来说，酸甜苦辣咸，代表了我们人体脏器不同的需要。从五行相生的理论来看，酸代表着肝脏的需求，甜代表着脾脏的需求，苦代表着心脏的需求，辣（辛）代表着肺脏的需求，咸代表着肾脏的需求。当我们的味觉更偏好于哪一种口味时，这就意味我们人体的脏器正在向我们告知自己的需求。

人吃各种食物，主要是为了摄取各种营养物质。因为营养物质的匮乏会导致各种疾患的出现，当然，单一营养物质摄入过量也会引起相应的不适。人体是个复杂系统，当身体匮乏某种营养物质或者产生营养物质超量时，人体会自动调节，改变对食物的感官评价，或者选择多摄取部分食物，或者选择少摄入部分食物。

一道好的美味佳肴，讲的是色香味俱全，拼的不仅仅是营养，更是一种综合实力。而其中色香味的主要用途，是为了更有效、更直接地刺激我们人体的六意感官，以此来更好地催化我们对食物的欲望。

历史上有效利用人体六意解决困境的故事是三国时期的曹操。

东汉末年，曹操带兵去攻打张绣，一路行军，人困马乏。此时正值盛夏，太阳暴晒，宛如天上的一个大火球散发着巨大的热量，人走在快要烤焦的大地上备受煎熬。此时曹操的军队已经在这种状态下走了很多天，大家都提不起精神。加上这一路上都是荒山秃岭，没有人烟，方圆数十里都没有水源。尽管大家想尽一切办法，也始终都弄不到一滴水。

就在将士们一个个被晒得头晕眼花、快要虚脱时，曹操突然灵机一动，脑子里蹦出一个好点子。他站在山岗上，抽出令旗指向前方，大声说道："前面不远的地方有一大片梅林，结满了又大又酸又甜的梅子，大家再坚持一下，走到那里吃到梅子就能解渴了！"

战士们听了曹操的话，立刻想起梅子的酸味，宛如真的吃到了梅子，口里顿时生出了不少口水，精神也振作起来，因为心中有了希望，便鼓足力气向前赶去。就这样，曹操终于率领军队走到了有水的地方。

曹操通过调动官兵的六意感官，让他们在意念中看到了酸甜的梅子，宛如听到了风儿吹动梅林的沙沙声，之后又凭着自己往昔吃梅子产生的口感记忆，分泌出了唾液，闻到了梅子清爽酸甜的气息，最终让大家在林间痛快吃梅的场景深入了他们的大脑，消除了他们的疲劳，将他们从死亡的边界重新拉了回来。

一道好的美食也是如此，看到就让人产生迫不及待的欲望，闻到就会不自觉地分泌唾液，吃到嘴里，内心就充满愉悦的满足感。当意念中的佳肴刺激味觉时，会让思绪飘飞，脑海中浮现出各种各样食用可口美食的美好幸福的场景。

加工食物的技术确实在人类的饮食方面提供了很好的助力，不管是出于个人喜好，还是出于地域局限性的选择，很多让自己难以下咽的食材，经过人们细心的烹制，变成了一道道可口的美味佳肴。它的神奇魔力，让人们不再对自己不喜欢的食物有排斥心理，甚至会觉得："想不到这种食物还可以如此好吃，其实我可以接受它，接受它并没有想象中那么难。"

一份简单的食材，能够衍生出煎炒烹炸炖煮闷等诸多烹饪技术工艺。到了科技发达的现代，食品加工技术行业在高科技的衍生和进化下，有了更为多元化的食品加工模式。例如一些速食食品，为了能够达到让人欣然接受的美食效果，就在调味技术上做足了功课。以方便面为例，就衍生出了各种各样的口味，每一种口味都经过反复的市场调研，以至其有足够的吸引力勾起你心底的馋虫。方便面提供的是方便的功效，但是从健康角度分析，方便面的问题还是很多。

事实上，食物的加工技术，始终都是运行在人体六意当中的，越是市场化运作，越是会将直接的服务对象定位在人的欲望需求上，这样才能让自己的产品具备有效的核心竞争力，拥有一定量的营销价值。其中心思想是："即便是不怎么样的食材，在我的悉心加工下变成大众炙手可热的美食产品，只要别人做不到，我做到了，我的客户群就会越来越多，越来越稳定。"人对食物，本身就存在成瘾性，认准了这个口味，就很难不对它心生依恋，每到有人提起，总是忍不住想再去吃一次。

精准营养未来发展趋势要通过各种加工工艺，在充分保证各种食物营养健康的情况下，提供更多可选的味道、形状与烹饪选择，不断满足人们日益个性化的进餐需求。

过去的老人总是这样叮嘱要出嫁的姑娘："想锁住自己的男人，就要先锁住他的胃。"这话在当时的确很应验，一日三餐的确很重要，因为健康美味的食物会带给我们一天的好心情。但凡是能锁住一个人的胃，也就从某种程度上控制住了他的六意，让他觉得吃什么地方的饭都没有你这里好吃，自然心也就在你这里了。食物加工技术就具有这种神奇的魔力，能长久地控制住人的六意。

品位与文化，让食物技术成为一门艺术

当人们满足了饱腹的基本需要，物质需求就会慢慢上升到精神需求的层次，除了口感的满足，人们还希望从各种食物中解读出更为深刻的东西，如此一来，烹饪就从维系生存转化成了一种人生艺术，拥有了属于自己的品位和文化，并与我们的内在精神彼此连接，调节着我们的情感，让我们的生活更有情趣。

当我们衣冠楚楚地走进一家高档饭店，拿着菜单点上几道精致的佳肴时，与其说想去好好感受一下美食的刺激，不如说是想感受一下其中别具特色的文化气息。每一道菜肴，虽然看上去仅是一种吃食，却不仅仅局限于此，它连接着我们的思想，连接着我们的文化，是一种历史悠久的传承，它蕴含在我们深邃的骨血里，入口瞬间给我们最美妙的味觉刺激。

为了能在满足生存的前提下不断优化自己的生活，人们不断地在饮食上拓宽着新的领域，他们努力调配自己的口味，驯化着手中食物的特性，最终才有了今天我们对于美食的这份依恋，才有了关于饮食的非凡品位和璀璨文化。

其实，食物的加工技术，本身就是一门精彩的艺术，不论是从色香味的角度，还是从深蕴其中的品位故事，无一不是吸引我们眼球的亮点。细细想来，人类的智慧真是伟大，他们在古老的生活环境下，竟然能够想出这么多方法对食物进行合理的驯化，最终在让自己活得健康满足的同时，将这些创造幸福的方法延续到了千秋万代。

从某种角度来说，饮食文化是随着人类社会的出现而产生的，又随着人类物质文化和精神文化的发展而不断形成的。在饮食学中烹调学是一个中心环节，它是人类食物加工技术的开始，是提高人类体质和促进食物驯化的智慧体现，又是人类文明进化发展的一种重要标尺，富有极为深刻的内涵和价值。一个国家和民族食物构成的饮食风尚，是可以最直接、最透彻地反映该民族的生产状况、文化素养和创造才能的，它是人们利用自然、开发自然的有效方式，是民族特质最为直观的显现。

中国被称为烹调王国，这不是因为中国人的味蕾有天生的特异功能，而是因为有独特而深厚的烹调文化传统。早在20世纪初年，孙中山在他的《建国方略》中，就曾多处论述中国的饮食文化。他曾指出："烹调之术本于文明而生，非深孕乎文明之种族，则辨味不精，辨味不精，则烹调之术不妙，中国烹调之妙，亦足表明文明进化之深也。昔者中西未通市以前，西人只知烹调一道，法国为世界之冠；及一尝中国之味，莫不以中国为冠矣。"

其实所谓饮食的品位和文化，并非仅仅局限于咀嚼，它还很有可能衍生出更多的丰富内容。例如，中国古时候的文人墨客，就有一边吃饭一边题诗作对的风情雅致。一餐饭食下来，有人弹琴击缶，有人轻歌曼舞，有人举杯吟诗，有人提笔作画，堪称是当时一大风雅时尚，既联络了感情，又让整个氛围充满了高雅的文艺范儿。

美食不但可以饱足自己的胃，还可以借此发挥陶冶自身的性情。比如，宋朝的著名文学家苏东坡，就在研究美食的过程中写下了很多有意思的诗句。

他在被贬黄州以后，在研究烹制猪肉的过程中，就写了这样一篇《猪肉颂》：
"净洗铛，少着水，柴头罨烟焰不起。待他自熟莫催他，火候足时他自美。黄
州好猪肉，价贱如泥土。富者不肯吃，贫者不解煮。早晨起来打两碗，饱得
自家君莫管。"

此外，著名诗人陆游也是一位精通烹饪的专家，他在《山居食每不肉戏
作》的序言中记下了"甜羹"的做法："以菘菜、山药、芋、菜菔杂为之，不
施醯酱，山庖珍烹也。"并诗曰："老住湖边一把茅，时话村酒具山肴。年来
传得甜羹法，更为吴酸作解嘲。"这一系列的经典词句，无不显露出当时人们
对美好生活的向往，虽然只是着手烹饪了一道特色美食，但饮食一与文化连
接起来，其特有的韵味气息就开始顺着人的思想蔓延开来，构思成了一幅温
情满满的艺术画面。

从饮食到艺术，看似很遥远，但却在精神世界彼此相通，互有共鸣。以
我国为例，刻画和绘画及造型美术，通过饮食题材表现各种思想感情的，就
内容广泛。例如，1954年，在山东沂南汉墓出土的画像石《丰收饮宴图》和
《乐舞百戏图》，就将当时汉代大庄园主的生活饮食状态原景呈现。1954年，
河南密县打虎亭村出土汉墓壁画刻画的一幅《庖厨图》，详细地将豆腐作坊做
豆腐的整个过程刻画在图上。而历史名画《韩熙载夜宴图》和《春夜宴图》，
则把唐代和明代封建贵族宴饮的场面和情调描绘得淋漓尽致。

这一系列以饮食为主题的艺术表达形式，就是过去人们在生活过程中享
受美食的无限乐趣，饮食让他们不断地开发着自己的创意，饮食技术让他们
从日常生活中获得了艺术的熏陶，找到了艺术的感觉。如果说饮食起初解
决的是人生存的基本问题，那么文化的摄入就赋予了它无限深远的价值和
意义。

随着人们的品位和文化层次的提升，食物加工技术成为了一门艺术。当
思想文化与膳食品位交织在一起时，我们的灵魂在身体中幸福地安住，灵

感的迸发让生活有了更多新的乐趣，它让我们端起碗来就有微笑，放下筷子就会知足，一字一画，一酸一甜，都倾注了人们对于这世间最真挚的情感！

酸甜苦辣咸鲜，烹调背后的食物驯化技术

　　人生百味，每一味都有数不清的精彩故事。而食物的酸甜苦辣咸鲜，与其说是一种味道，不如说是一种调和我们人体身心平衡的神物。烹调的极致，不在于美味，而在于人们对食物的深刻理解和驯化，正所谓物尽其用，让食材充分发挥它的价值，最终将其合理有效地与人类的胃口连接，才是烹调背后，人与食物之间最深刻的驯化交流。

　　印度的调料很出名，光咖喱就有 N 多种。然而，真正齐全的调料应用就在中国，酸甜苦辣咸鲜，不同的食材配上不同的调味品，做出来的美食常常给人一种致命的诱惑。那么，这些调料背后到底藏匿着怎样神奇的魔力呢？下面就让我们跟随着中国传统的调味轨迹，一起来探寻作料背后的精彩故事。

1. 酸

　　酸味是饮食中不可缺少的成分，可以有效地促进人体的消化吸收，尤其是在北方，水质硬，碱性物质较多，所吃的食物又很难消化，所以在制作菜肴的时候，往往会下意识地加一些酸醋，以此来增加胃液的酸度，既可以有效地促进食欲，又有助于食物消化。醋的酸性可以促使体内过多的脂肪转变

成体能消耗，还可以消化身体吸收的糖和蛋白质，让新陈代谢顺利进行。所以，中国人会在油腻菜肴过多的宴席上，配上一些酸味解腻的菜肴。在中国的调味大观园里，不同的酸味具有不同的特性，酸味与酸味之间也是存在一定的区别和差异的，不仅梅酸、果酸、醋酸味道不同，单醋这一种调味品，种类和调味效果就千差万别，而且不同的地域，青睐的酸味也不一样。例如，北方人将山西的醋视为纯正的酸醋，而江浙一带则视镇江醋为纯正酸醋。

2. 甜

甜和古代的"甘"感觉好像很相似，但事实上是有所不同的。"甘"在古代是对美味的一种评价，指的是可以含在嘴里、慢慢回味的美食。但是甜，则指的是调料，例如甜酒、糖、蜂蜜的调味品的味道。在烹饪学中，甜在基本味中起的是缓冲的作用，假如咸、酸、辛、苦太多，那就不妨加点甜味料缓冲一下，以此来消减它对味蕾的刺激。同时在烹制菜肴的过程中，加点糖，还可以起到提鲜、提色的作用。但有经验的厨师知道，尽管美味佳肴离不开甜味润色，但绝不能太多，一旦让客人尝出了甜味，那就说明功夫不到家。而且甜味在调味品中也是各有其类，差别很大，人们一般都将蔗糖的甜味视为正味。

3. 苦

苦味是食物中所含的生物碱、萜类等有机所产生的，苦味在调味中很少单独运用，却是烹饪中不可缺少的调味料。很多有经验的厨师会在炖煮肉类佳肴的时候，特意放上陈皮、丁香这类苦味的调味元素，苦味可以有效地去除腥味，将肉类本有的香味激发出来。而且在当下看来，苦味也渐渐成为很多食客青睐的一种味道，它能健脾生津，有些还可消解肝火。川菜中常以怪味盛名，而其中的一大怪味，就是苦味。

4. 辛

辛辣的刺激性是由辣椒碱、黑椒酚、姜洞酮、硫化丙烯等有机化合物创造出来的味觉体验。古代所说的辛，只是指葱、姜、蒜、花椒、桂皮、食茱萸、韭、薤、芥子等蔬菜的味道，而我们今日所说的辛辣主要指的就是辣椒的味道。辣从严格意义上讲并不是味觉，而是一种痛觉。在用辣椒的时候，人们都会遵守这样的一些原则，比如辛而不烈，辣而不躁，辣中有香，辛而有味，既能让人感受到辣椒本有的热烈，又能享受辣的香味。因为辣吃多了会伤胃，所以一定要以咸鲜为基础，有经验的烹调高手会把辣的味道烹饪到恰到好处，这种恰到好处就是辣很香，让你吃得很过瘾，即使辣也能给你带来饮食的美感。

5. 咸

咸味是整个调味中最纯粹、最简单的一味，清章穆《调疾饮食辨》中说："酸甘辛苦可有可无，咸则日用所可不缺，酸甘辛苦各自成味，咸则滋五味。酸甘辛苦暂食则佳，多食则厌，久食则病；病而不辍，其实则夭。咸则终身食之不厌，不病。"由此看出，咸味对于我们来说是多么重要，各种味道要想在菜肴中发挥极致，肯定是离不开盐的调制，人们常说"咸吃味，淡吃鲜"，便说明了盐的提味作用。

6. 鲜

从字面意义上来理解，鱼羊为鲜。鲜是一类食材味道的代表，鲜代表了优质蛋白，也代表了人类对美食的无限追求，希望吃到更新鲜的蔬菜，更鲜美的肉食。

一位烹调大师说："天下食材各有各的味道，烹调的酸甜苦辣咸实际上就是在对食物进行合理的驯化，让它的口感更为纯正，更能被大众青睐接受。"从烹调的角度来说，善于烹调的高手，不论你给他怎样的食材，他都可以针对食材的特性，迅速地在调味品上做出选择，一旦烹饪得法，调料到位，端上来的一定是一盘色香味俱全的美食。

其实，人们发明调味品的目的很简单，就是把难以下咽的食物变得更符合自己的胃口。只是到了后来，人们本着生存的目的，才不断地研发烹饪技法，而可喜可贺的是，当生活质量提高以后，这种沿袭下来的烹饪技术并没有因此而衰落，相反它给我们的生活带来了更美好的色彩。直至今日，酸甜苦辣咸鲜的调味品依然在影响着我们每一顿饭，它在驯化了食物的同时，经过几千年的沿袭也不断地驯化着我们的口味，让我们因此感受到了美食世界的博大和烹饪艺术的精彩。

技术下的美食快感，缔造幸福感的一条捷径

有人说美食是最健康的一种瘾，当你饥饿时，如果能吃到好吃的东西就会感觉到幸福。美食又是一条通往缔造幸福感的捷径，其运用的技能和最终成就的作品，总是能够令人眼前一亮，让人产生"吃完这顿，下顿还想吃"的感觉。其实这种感觉源于我们对食物最原始的欲望。

中国是一个农业大国，古时候老百姓最开心的生活状态，就是白天在田地干活，三餐能吃到自己辛勤耕种的农作物，每当品味自己的劳动成果时，心中就有说不出的喜悦。之后随着人们内在需求的提高，很多人开始尝试将手中的食材进行有效加工，形成定量的商品推向市场，与更多的人分享自己的美食。而这对于技术革新而言，具有建设性的意义。

人在吃到一餐美味的时候，大脑很容易会分泌出代表快乐素的多巴胺和幸福素内啡肽。在这两种元素的作用下人的情绪会很愉悦，内心充满满足感。至此，也正是基于这个原因，人们才对食物加工技术高度重视，因为它是最

廉价的缔造幸福的方式，通过简单的一日三餐，就可以源源不断地延续，而所谓的"民以食为天"应该也是基于这样的发现而总结出来的经验吧。社会在不断推进，人们对于美食的要求越来越高，食物加工技术也在根据不同时代的需求发生变化，但不管怎么变，初心只有一个，那就是帮助人们在解决温饱的同时最大限度地获得幸福感的体验。

目前，很多年轻人成为吃货一族，就是受美食快感的诱惑。他们每到一家精致的餐馆，还要掏出手机把美食拍下来发朋友圈。对他们来说，美食是生活中不可缺少的调剂品，有了它生活才算真正有滋有味，不管开心不开心，一顿饭下来，心里会有莫名的快乐。正如时下流行的一句话："没有什么事情是一顿火锅解决不了的，如果有，就两顿。"

从心理角度来说，人们只有感觉自己获得了一定成就的时候，内心才会产生幸福感，大脑的多巴胺才能有效地分泌出来，但面对如今繁重的工作压力，想快速取得成功，并不是一件容易的事情。而相比之下，在享用美食这件事上，我们凭借古老基因本能的记忆，就可以很顺利地拥有这种美好的感觉，这也就是为什么很多人心情好的时候找人吃饭，心情不好的时候也要找人吃饭。

那么，美食的加工到底能给人带来怎样的幸福感呢？

首先，从古代的角度来看，美食的幸福感不仅仅在于品味，也在于整个研究和制作的过程。早在3000年前，我们的祖先已把大豆看作重要的杂粮，又通过发酵工艺，把大豆制成酱油和多种酱类调味品，到了西汉前期，又从大豆中创造出豆腐制品。今天我国生产的豆腐系列食品，已增加到100多种。这一系列的尝试和经验，无疑更加丰富了当时人们的美好生活。

其次，从战国以来，介绍种植业、养殖业、食品制造业、饮食与烹调、食疗等的著述已经有了很多。到魏晋南北朝期间，更是高达三四十种，只可惜这些著述绝大部分都已失传。但仅从流传下来的《齐民要术》中，我们仍可以看到这时期有关饮食和饮食文化的丰富内容。

例如早在南北朝时期，人们就通过自己的智慧，练就了制作"奶油饼干"的绝技。他们用水碾把米、面、豆类和其他杂粮都碾成细粉来食用。当时，他们在做烧饼时，已懂得在发酵面中加蛋和牛奶、牛油（或羊奶、羊脂），烤出来的饼松脆可口，称"鸡子饼"，或取其形状，称为"环饼""截饼"。而且和面的配料是奶油，做出来的饼子"入口则碎，肥如凌雪"，俨然就是穿越版的奶油饼干。

论养生，论创意，古人在美食技术上的天分并不逊色于新时代的我们，他们在果汁方面的玩法已经达到让人拍手叫绝的地步，他们还把这种发明出来的方法取名"梅瓜法"。其做法是，用冬瓜汁、乌梅汁、橄榄汁、橘汁、石榴汁兑以姜汁、蜂蜜，加水煮沸，澄清，放凉，可贮存数日饮用。这种清凉的杂果汁，饮后口齿留香，丝毫不逊于我们现代的饮料、甜品。

回想一下往昔祖先的生活，与世无争的黄老思想，让他们愿意花更多的时间来钻研饮食，探求生活，在品味美食的仪式感中体会到生活的喜悦和快乐。不可否认，美食带给了大家无尽的创意和快感，也让人们在一日三餐中平添了乐趣，品味到了生命的真谛。

随着技术革新，食物通过批量生产加工源源不断地推向市场，人们开始对食物产品有了更高的期待和要求，在他们看来真正的幸福感不止局限于食物的美味，收获更多的应该是健康。

在美国硅谷，有一批人开始倡导用代餐的形式把吃变成一件任务，但前提是能够在代餐营养内容上达到一个高质量的标准，这样一来，人们在食物上的精神诉求没了，就可以更专注于工作，整个人生会变得更有效率。还有一些人则希望能够在食品原料上进行一次大规模的革命，用植物来代替肉类，在保证原始口感和造型的同时，通过高技术手段来有效地减少食物生成过程中消耗能源产生的污染和对动物的伤害。假如这一理念最终成为时尚的主流，那么我们饮食结构的天平很可能会更偏重于健康。

现代人着眼点的确更在意成本效率问题，但这并不意味着要把自己改造成肉体高效机器人，在进行紧张工作的同时，他们也同样需要享受生活，因此即便是精准营养，想广泛地拓宽市场，也必须考虑如何有效地迎合大众口味。精准营养从大健康的角度来说，或许会成为人们在未来世界饮食结构方面的新选择，精准营养是综合营养学、药食同源理论与食品工程学的技术优势，营养成分与配比优于普通主食，食用方便快速，可完美替代医学视角特定人群的传统普通主食，达到营养关爱、促进健康目的的主食。精准营养的首选目标是老弱病残孕疾，未来会涵盖健康人群，包括都市白领、健身人士、青少年等相关人群。

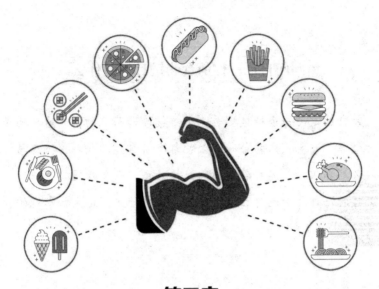

第三章
格局与需求，谁是食品产业链走势的利益相关方

人有人的格局，食物有食物的格局，而食物的格局往往是依托于人类智慧而不断延展的。遥想当年它们仅仅是丛林中默默无闻的一类杂草，却因为遇到了人类而发展壮大，延展到了世界的每一个角落，并在人类的创意加工下转变成了各种各样的形态，成为了大众生活中不能缺少的必要元素。它们在满足人类需求的过程中，扩张自己，无形中成就了自己的格局，在这场食品与人类之间的产业链接中，到底谁是真正的利益相关方，还真的难下定论。其实，食物与人类在这种相互依存的关系成就着彼此，两者方向是一致的，即：基因的传承。

问问自己：你的食物链目标是什么

大自然是由一个链接接着一个链接缔造而成的，天地之间是一个大循环，天地之内的每一个生灵都有着自己的循环，循环与循环之间又环环相扣，建立着不同的链接关系，而食物链接可以说是最为直接的一种，知道自己想吃什么，要吃什么，是生物本能的食物链目标。

"螳螂捕蝉，黄雀在后。"这个过程充分地向我们表现了生物与生物之间客观存在的食物链关系。作为人类，我们很幸运地站在了食物链金字塔的顶端，世间一切生物，只要我们想吃，就一定可以吃到。但这并不意味着，在我们与食物内在的联系中，每一种链接都能帮助我们达到自己内心渴望实现的目的。因为高于一般生物的智慧能力，让我们意识到食物中的内涵，不仅仅只有饱腹感那么简单，它应该还包含着更能满足我们内心欲望的其他内容。

从食物产业链的衍生和发展中我们不难看出，食物产业链的走势，不是由食物决定，而是由最大受益的利益方决定的。假如食物一开始只是单纯地帮助人类解决温饱问题，那么现如今，食物产业链的发展已经衍生出了更为广泛的价值内容。为了让所摄食的产品更能赢得大众的接受和追捧，为了能够在产业链中创造更大的价值，人类对于摆在面前的食物资源不断地进行着驯化。而事实上，食物从人类发展史上，本来就是作为一种掠夺占有的工具出现的。谁是食物的最终主宰者，谁就能在群体中更好地活下来，食物的使命和主宰者的现实目标，从一开始就有着深度的捆绑。这也就意味着，不同的食物链目标，必将缔造出不同的饮食结构模式，以及截然不同的食物产业链接价值。

从人类大脑的主食芯片来看，我们会很自然地将食物分为三种，一种是身体所需要的食物，一种是社会食物，一种是习惯性食物。每一种食物之下都建立着不同的食物链接目的，对应着人类在不同时期、不同场合对食物所产生的需求差异。

例如，对于一身疲惫的饥饿者而言，食物是当下最需要也是最珍贵的东西，它是维系自己生命的重要食粮，为了能够得到这份食粮，人们可能会因为饥饿而对食物产生争夺，甚至还会发起群体与群体之间的战争，这种情况在原始社会很常见。人们为了生存，把食物看得比生命都重要。而中国的那句"五谷不丰，江山不稳"的古话，诠释的正是这一深刻含义。对于人类来说，最重要的是维系自己生命的饭食。能量是所有动物的第一诉求，是维系身体功能、保持体温、生长发育与繁衍的基础。食物的第一层含义就是维持人活着的意义，是人类作为动物最本能的需求。

而社会性食物则包含的面更为广泛，它所富含的价值未必仅仅局限于食物，相比之下食物只不过是一种工具，能够更好地连接人与人、人与社会之间的关系。其中社交性食物就是一个很明显的例子，中国人好面子，一说谈事情都会约对方吃个饭。因为他们知道，人们在享用美食的过程中更容易精神愉悦，假如再配上美酒，人与人之间的生疏感就会迅速消散，彼此之间就会越来越亲近，事情也就更容易谈成。尽管这个时候排场大，美食也少不了，可其价值所在已不仅仅局限于美食所带来的满足感那么简单了。而对于社会而言，古代皇帝祭祀天地，安定民心，有着标准的设宴饮食规范，而如今国家元首与国家元首见面，国宴也是一项非常重要的礼宾项目，其关系到国家对国家的尊敬与外交建设，也展现着一个国家的权威及发展程度，内容一多元化，美食的价值就不再仅仅是美食本身了。食物的社会价值的另一个现实反映就是文化食品，例如稻香村的月饼、狗不理包子、贵州茅台等，这些文化食品代表着一个文化的传承，这是食物的第二层含义。

而习惯性食物则来源于我们成长过程中所经历的家庭环境，例如，如果我们在很小的时候，父母让我们吃的主食是馒头，那么我们长大以后从认知概念上就会认为，有馒头才算有了真正的主食，即便是已经吃了满满一碗米饭，还是觉得没吃主食。这是因为我们的食物链目标，是很容易被外界所影响的。

所谓健康理念、荤素搭配、主食理念，在习惯性食物这个层次上，都算不上多重要，除非家庭外在环境认为这一切很重要，并对我们言传身教，我们的意识才会认为这一切很重要。因此，习惯性食物的食物链目标，中心环节在于我们从小到大言传下来的习惯，至于吃什么、怎么吃只要习惯了，就不会觉得有什么问题。

我们大脑中固有的主食芯片中，原来装载的就是这样的饮食结构系统，而全新的主食芯片下，精准营养的发展又将给我们带来怎样的不同呢？我们知道，人的大脑是可以通过后天的努力而进行自我更新的，当接收了更新鲜的事物，体会到了更健康的生活模式，我们的大脑就会自己做出判断，并依靠我们的创新智慧开拓出一条更为健康的食物链目标之路。

精准营养所倡导的是一种全新的饮食概念，尽管我们还是会站在食物链金字塔的顶端，但我们摄取食物的方式会更加科学化、精细化，时代发展升华到一定层次以后，人类便不再为了单纯的饱腹感而发动战争，社会饮食结构也会随着文化级别的提高变得更为多样化，而以家庭为单位的习惯性食物链，也会随着生活水平的提高发生改变。这时候精准营养的新型主食结构，将带着全新的饮食生活理念出现在我们面前，它的目标更明确在"健康"二字，可以更直接有效地满足我们自身营养健康的内在需求。

现实生活中，人们理想的饮食模式与生活模式存在着一定的冲突，比如，糖尿病患者需要摄取主食供能，但是又必须限制碳水化合物的摄入，这个时候需要对其饮食结构及饮食习惯进行逐步优化。

基于此构想及现实情况，一些公司，如特素公司立足于健康康复领域，创新研发系列精准营养，旨在帮助其导入健康的饮食好恶取向，重塑健康的饮食习惯。

人类仅在最近几十年才很少受到饥饿的困扰，这是人类历史上最强劲的杀手。在狩猎时代与农耕时代，即使到了工业革命后，还有很多地区发生饥荒，但是随着农业技术的进步和贸易的便利，人类将告别饥荒，食物过剩的时代正式到来。但是人类基因好像并没有快速适应这个改变，所以在见到高热量、高脂肪、高蛋白的食物时，人的大脑会异常兴奋，想大快朵颐，而实际上热量已经远远过剩，各种富贵病应运而生。导致这种现象的原因是人脑还没有进化出适应食物过剩时代的主食芯片，人类还在沿用几百万年前的主食摄取习惯。

在整个发展的大环境中，人类会在自我发展的过程中不断地对自己的食物链、饮食结构做出调整，从单纯的饱腹争斗，口感上的技术加工，再到将食品作为商品推向市场的营销新模式，人会一步步地向着更健康、更高级的方向迈进。我们不妨试想一下，假如有一天精准营养食品替代了我们固有主食芯片中的传统饮食结构，那么在这一新兴的食物链中，你必须明白自己要达到的饮食目标。

藏在主食里的经济性和商业性

不管时代如何发展，人们的大脑意识中永远存在着经济性和商业性概念。一份食品，它有什么样的价值，我们到底应该做出多少投入来拥有这份价值，这都是经济性、商业性杠杆所要考虑的问题。同样在每个人的主食芯片里，都有自己的经济性系统和商业系统，它不但可以帮助我们更好地应对人生，还能帮助我们以更好的状态面对碗里的饭。而在它无形地调控下，我们的一日三餐又发生了什么样的变化呢？

假如有人问你："对于一个人来说，这辈子最离不开的是什么？"或许人的一生中有很多你认为非常重要的东西，比如爱情、事业、财富，但拥有这一切的前提是，你必须先得有足够自己可以生存下来的食粮。换句话说，对于一个人而言，食物比任何东西都重要。

回顾历史，古代的阶级领导者，最为重视的就是农业的稳定发展，因为他们知道，粮食缺乏，老百姓就吃不上饭，老百姓只要一挨饿，为了得到食物就要造反，只要造反的人多了，天下就会不安定。因此，对于古人而言，粮食经济的调控是国家的重中之重，是国家长治久安的命脉，谁把握住了食物这个关键杠杆，谁就等于得到了天下。

春秋战国时期，名相管仲就意识到了粮食经济对于民生的重要，由于当时他所在的齐国，粮食价格很不稳定。丰收的时候，粮价跌得很低；歉收的时候，又涨得很高。为了解决这种情况，管仲经过审慎思考，实行了粮价准平制：粮食在丰收的时候，由官方以统一价格大量收购；粮食歉收的时候，则将这些储备的粮食再大量予以卖出。

这样一来，就达到了有效平抑物价的效果，既有效地保障了生产利润，又有效地安定了社会民心。

从市场角度来说，在其他不变的条件下，商品的需求与商品的价格是成反方向变动的，即商品的价格上涨，商品的需求减少。也就是说，当粮食产品出现供不应求的情况，价格自然就会有所提高，假如这时候人们无法接受提高后的价格，社会经济稳定就将面临严峻的考验。

食物虽然仅仅是一种食物，是为我们身体服务的，但同时它也是一种商品，是可以通过买卖获得最大化利益的一种有效的商品。这种经济性和商业性，是随着时代的进步、人类社会的发展而一点点地推进衍生出来的。

早在最原始的时代，人们对于食物的来源主要依靠的是掠夺和竞争，为了能够争夺更多的食物，部落与部落之间动不动就会发起战争，这时候的人们心中没有所谓的经济理论和商业理论，他们的着眼点在于生存，始终都是食物在哪里，自己在哪里，整个状态是被动的，对食物没有百分之百的控制权。

进入农耕时代后，因为掌握了农耕技术，人们的生活一天比一天稳定，他们不再追着食物跑，而是将自己的家安定在田园之中，努力地发展养殖业、纺织业，组建以家庭为单位的生活模式。也就是在这个时候，人们对粮食的经济调控开始出现，首先出现的是人们以物物交换的模式，获得自己更为需要的用品和食物。

再到后来，部落逐渐衍生成为国家，每个人就必须按照要求上交地税、人头税。为了发展贸易，赢得更丰厚的利润回报，国家与国家之间有了更多的商业往来，有些地方还特别为商业往来开办了专门的市场。在国家政策的允许下，经营各种食物生活用品的商人出现，在有效调整个人经济的同时，也无形地推动和影响了整个世界的发展。

随后人们进入工业时代，食品经过快速加工，作为商品源源不断地推向市场，此时市面上食品的选择越来越多，人们在消费上的选择也越来越谨慎。这时候我们开始认真地思考自己究竟需要得到哪些适合自己的食物。尽管工业化社会的食品市场确实在很大程度上满足了我们对食品多样化的需求，但同时也暴露出了很多问题和弊端，因为工业社会的核心不在于满足需求，而在于成本和利润，如何以最低的成本换来更高的利润回报，才是他们最关心的问题。

为了达到这一目的，很多商家不惜铤而走险，在食品中加入诸多廉价的有害物质，在保证口感的时候，把成本降到最低，对消费者的健康安全忽略不计，于是类似于苏丹红事件、黑辣条事件时有发生。虽然有关部门加大力度检查，还是无法完全制止，原因就在于这种成本至上式的经济理念和商业理念，已经根深蒂固地渗透到了工业经济时代的骨髓里，人们无法放下降低成本的欲望，更不愿意以削减自我盈利的代价做出任何改善和调整。

当前人们进入一个崭新的科技时代，尽管当年工业时代的影子一息尚存，但人们在消费理念上已经有了很大不同，互联网时代，让他们更愿意去接收新鲜事物。在这个生产过量的时代，并不是每一种食品作为商品都能得到大家的追捧和青睐。在人们看来，找到自己真正需要的才是最好的，健康的本质在于一定要尽可能多样地摄取食物中的养分，因此，不论是食品的质量还是加工技术，大家都提出了更高的要求。当人们的经济实力越来越能帮助自己更好地驾驭自我选择，食品的商业模式就到了更新改良的关键时期。如何更贴近消费者心理，如何在有效控制成本的前提下，最大限度地满足消费者需求，成为生产商能不能继续生存的重要前提。此时的经济性和商业性，将拓宽到更为深远的层次，一袋食品看起来是一袋食品，但事实上它和以前的食品意义、食品价值已经有了天壤之别，而其整体的商业运营模式，也在悄无声息地发生着重大变革。

19 世纪德国统计学家恩格尔根据统计资料，对消费结构的变化得出一个规律：一个家庭收入越少，家庭收入中用来购买食物的支出所占的比例就越大。收入越是减少，越会考虑食物的经济性。原始社会时期，食物匮乏，捕猎技术落后，当时的人们吃食物的主要目的就是生存。随着农耕技术的发展，食物烹饪技术的发展，人们更加注重色香味，当然，这也和一个家庭收入水平成正比，普通人家的基本要求通常是满足温饱。随着人们经验积累的不断增加，食物的一些精准营养价值不断被发现，而随着财富的不断增长，人们在吃饱、吃好的同时要求吃得健康。

进入 21 世纪，随着经济全球化、民族融合以及科学技术的发展，粮食作物的范围也在发生着变化。伴随着人类物质生活不断地提高，人们对于食物的摄取已经不止是经济性地满足于温饱，开始希望在追求色香味俱全的同时，具备一定的精准营养，使人们在日常主食摄取的情况下，达到健康、康复的目的，这样的主食就是精准营养，精准营养是主食的未来。

这就是我们口中的主食随着经济性、商业性衍生变化发展的全部成长轨迹，其中包含了人们对如何更好得到自我发展的探索，也包含社会需要、市场需要和经济成本控制的相关内容。现如今，将消费群体的内心需求作为发展核心，才是当下商家最为明智的选择。人们的需求越高，对商家的挑战越大，当人们越来越重视产品的功效，越来越重视自己花出去的钱能为自己带来什么的时候，我们的主食芯片就会在这一思维转变下，悄悄地做出改变。我们将不断地在其内容中输入新的课题，而这些新的理念和想法，必将带动当下的食品向着我们渴望的方向迅速发展。

新时代下不断推进的食物格局

如今这个时代越来越讲求"格局效应"，人生有格局，事物的发展也有格局，同样，伴随着我们一路成长的食物，在时代的延展下，食物也在格局上发生着微妙的变化。即每个时代都有每个时代不同的食物烙印，不同的时期，人们不光在饮食结构上存在差异，对食物的选择也是各有不同。这是时代推进的杰作，也是我们理念更新的结果。

事实上，食物的格局与不同时代下的社会经济形势是分不开的，经济的格局决定食物的价值和定义。历史走到今天，不同食物在社会的格局之下，所展现出来的地位和价值是截然不同的。

就拿人与人之间的交际来说，古时候出门探访朋友，有很长一段时间是送肉，因为当时肉在市场上的价格是相对比较高的。例如，春秋时代，孔老夫子开办私学，收弟子的学费就是肉干，由此可见，当时肉在市面上的价值要比一般食物贵。很多家庭，一年到头也不见得能吃上一顿肉，所以当时孟子理想的王道生活是："五亩之宅，树之以桑，五十者可以衣帛矣；鸡豚狗彘之畜，无失其时，七十者可以食肉矣。"从这句话可以看出，当时很多百姓到了 70 岁的时候，很可能好多人还没有吃过肉，更不要说是年轻的晚辈。所以在当时的时代，百姓的食物格局里最能给人带来愉悦感的食物，就是肉食。

改革开放之前，那时候的人们社交串门，手里的礼物一般都是点心盒子、两瓶白酒，外加一包上好的茶叶。这些在当时都是奢侈品，大家工资都不高，有的一家人加起来也才几十块钱，平时想买个水果吃都得算计，更不用说买点心、喝酒了。

现在的人们对食物的要求，又发生了翻天覆地的变化，人与人的交际礼品，要送就要送美丽，要送就要健康，规格要到位，功效也同样要到位。于是我们发现，现在电视上的食品广告都在打健康养颜牌，鼓吹自己的产品绿色健康，而且见效快，能让身体长期保持年轻状态。这无疑牢牢抓住了老百姓的消费心理，不管有没有效果，至少也要买来先试试看。

人们的消费水平提高，对自己身体的健康意识也会随之提高，即便是外出吃饭也更追捧绿色健康的养生菜馆，不但让自己看起来更有品位，优雅的就餐环境更能拉近自己与客户之间的距离，大家能心平气和地坐下来一起聊聊天，而且也不像以前不把你喝醉才罢休。有的人在喝酒前来一杯功能性饮品，刮油降脂，保肝护肝。

随着时代的发展，人们的观念会随着时代变化，对于食物的要求标准也会越来越高，人们会从简单的饱腹感和瘾性食物的快乐感中解脱出来，更理智地看待自己的饮食健康问题，而这个时候食物所真正带来的功效和作用会成为他们最为关注的核心。当食品材料安全、食品技术加工等不再成为问题时。人们就会将更大的投入放在如何能让自己受益最大化、效率最大化方面，此时我们固有的饮食芯片，会因新需求的产生而加入更多新鲜的元素，而这些不可思议的奇思妙想，很可能会在某个瞬间为我们打开一道崭新的大门，它将是精准营养时代的开始，各色食材经过科学技术的演绎，展现出非同凡响的强大健康效应。

市场，食品需求的原动力

市场是交易的平台，也是考评商品需求量最佳的地界。食品作为商品，其加工生产的原动力来源于市场对它的需求。因此，食品需求的原动力在于市场，它是不是受人青睐，是不是有广大受众群体，都深深地包含在市场的运化之中，它没有感情，悄无声息，却无时无刻不在影响着我们的生活，关乎民生和人类的未来。

一件商品之所以能够成为商品，是因为它存在着一定量的市场需求，作为食品而言也是如此，如果不是意外的巧合，被人类发现，满足了人类饮食的内在需求，那么它此时很可能还是一棵默默无闻的杂草，不被关注和重视。

前面我们说过，小麦只是丛林中默默无闻的杂草，但它很有野心也很有梦想，希望自己可以扩张到世界的每一个角落，之后它用自己的身体捕获了一个奴隶，这个奴隶就是人类，凭借着这个奴隶的智商和能力，如今的小麦早已经实现了自己的梦想，但凡是有人的地方就有小麦的存在。

小麦为什么能成功？因为它对于人来说有一定的市场价值。那么究竟什么是市场呢？起源于古时人类对于固定时段或地点进行交易的场所的称呼，指买卖双方进行交易的场所。而现如今市场一词的定义不仅仅指交易场所，还包括了所有的交易行为。所以当谈论到市场大小时，不仅仅指场所的大小，还包括了消费行为是否活跃。从广义上来说，所有产权发生转移和交换的关系都可以称为市场。

　　毋庸置疑，一件商品，交易的行为越频繁就意味着它越被大众所需要，越是被人需要，市场空间就越大，空间越大它给人带来的利润和好处就会越多，人们的交易行为就会越积极，这就是整个商品良性循环的过程。而食品伴随着天生的经济性和商业性，在市场的运作下也是不断地改变着自己的形态，为了能够满足大众的需求，它甘心情愿地接受改造，以全新的面貌和形式出现在大众的视野里。

　　随着时代的推进，食品的商业性日渐显现出来，为了能够更有效地适应市场需要，很多商家开始不断地思考如何最快速地抢占商机，使得市面上的食品越来越多样化，很多人无形中被这些新形式的食物商品所吸引，成为商家计划中的消费群体。其实，食品多样化对大众来说本来是一件好事，但很多人忽略了市场的本质，市场就是市场，市场是一种交易形式，它没有感情，在交易的理论逻辑中，商业最大化的秘诀就在于满足市场需求，也就是说市场需要什么，商家就会生产什么。

　　当然，并不是所有的膨化食品都不利健康，油炸、大量添加食品添加剂对身体健康不利。通过挤压加工的膨化食品是非常健康有益的，可以改善口感，可以改良粗纤维食品。麦麸中含有的优质蛋白、高膳食纤维、大量维生素矿物质都是人体必需的，但是人们很难直接接受麦麸的口感。通过膨化后的麦麸，改良了口感形状，而不破坏麦麸原本的营养价值，容易被市场广泛接受，这也是一种顺应市场的表现。

在颠覆权威的斗秀场，食品种类永远百花齐放

　　市场是一个斗秀场，各种商品种类繁多、百花齐放，谁更贴近消费者的心理，谁就能在这场竞争中拔得头筹。尽管当下很多声音

在倡导权威，但食品的世界里，从来就没有所谓的权威，食品的权威性总是伴随着时代的前进不断被颠覆，唯一能影响到它的就是购买群体的内在需求、生活理念。

从宏观的角度而言，市场上是没有权威的，在市场上利益最大化才是核心，市场是个颠覆权威的地方。对于市场而言，真正的先进性并不在于权威性，而在于它能不能更好地适应这个时代。对于食品而言，当下人们对食物的选择，还停滞在美食的意境之下，尽管大家已经开始在概念中有了健康意识，但究竟什么食物才是最健康的，很多人都没有一个清晰的判断。

在食品的世界里，没有所谓的专家，产品会伴随着市场的需求以各种形态出现在时代不同的阶段里，它们会伴随着人类思想的更新而不断做出调整。有些食品起初或许很受推崇，但随着人们思想观念的转变，它们快速地淡出了我们的视线，消失在商品的海洋，被大家抛弃遗忘。所以，为了能够让自己的品牌长久保持市场生机，商家就必须不断地对产品推陈出新，保持产品的多样性，这样才能更好地适应消费者需求，才能在市场中占有一席之地。

市场是残酷的，而且没有所谓的权威存在，所谓的权威就是不断更迭变换的市场需求，什么需求量大，什么就是当下的权威。而食品也是如此，不论是营养学、养生学还是烹饪学，尽管很多人都在鼓吹自己是食品方面的专家，但事实上，在食品的世界里没有人可以称得上专家。食品在市场的熔炼下，满足的就是大众对饮食的选择需求。

事实上，市场体现的不仅仅是交易，它还体现大众在选择上的智慧。有句话说得好："人民的眼睛是雪亮的。"谁也不要低估了大众的智慧，为了拥有更高质量的生活，人们会很自然地在种类繁多的食品市场中做出自己的选择，谁家的产品口感更佳，谁家的性价比最高，谁家的产品更健康，一切都逃不过消费者的眼睛。

就当下而言，类似于以帮助大众货比三家择优购物的企业悄然兴起，各种测评、考核、性价比推荐层出不穷，在它们的商业化运作下，这种全新的消费理念越来越深入人心，人们可以很顺利地借助外力，在最短的时间内获得优质食品的第一手资料，而这一切无一不在影响着市场的走向，如此琳琅满目的食品，为什么要选择你？至少要先拿出个理由给大家看看吧！

假如市场是一个颠覆权威的斗秀场，那么作为食品就是这场斗秀的实体工具，你想在百花争鸣的大世界里拔得头筹，就先要多问自己几个为什么？

你能给市场带来什么？能给消费者带来什么？别人为什么一定要选择你？你觉得你在时代的前进中，最高寿命能达到多久？

世界是如此现实，市场竞争是如此残酷，如果你不能在这些问题上先给自己一个满意的答复，那么就很难在这场斗秀中活下来。

作为食品行业的从业者，无论市场竞争环境如何，都要严守质量关，本着对消费者负责任的态度做产品，食品行业是个良心行业。不忘初心，坚持食品首先是用来吃的，自己敢吃的产品才能带给消费者。寻找食品行业发展的趋势，坚持技术创新，做更健康的产品，这是食品企业能长盛不衰的根基。

第二篇

主食芯片的历程

——食物主宰生命，经济成本决定饮食模式

对于一个人的一生来说，他可能会在路途中追逐很多东西，但不管追逐什么，其所追逐的动力和基础就是食物。但食物也是有成本存在的，经济水平越高，食物越是会出现日新月异的变化，而随之而来的就是人类自身饮食结构的改变。只要条件允许，每个人都愿意以提高经济成本的方式更好地提高自己的生活质量。

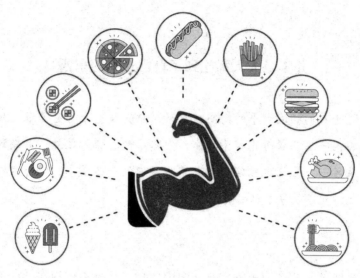

第四章
不同差异群体，不同饮食理念

古人云："物以类聚，人以群分。"不同的生长环境，铸造了一个人不同的生存模式，也成就了他们不同的饮食习惯。东西南北中，不同的地域，形成不同的群体，而不同群体的人们又分属于不同的家庭。一个人从小接受的教育不同，在饮食经验方面自然也会存在各种各样的差异。有人偏爱咸，有人偏爱辣，有人偏爱软，有人偏爱有嚼劲……在食物的世界里，只有它在人们的驯化中不断地迎合大众的口味。就饮食理念来说，那是人类自己在不同群体生活的过程中，由思想而不断衍生出来的产物。我们不可否认，群体差异下会存在饮食理念的差异，但这种差异很可能还会通过我们后天生活的改变而发生变化。人就是这样奇特的动物，他们的每一个芯片系统都在随着时代变革着。

并不是人人都吃到了自己想吃的东西

随着人们经济水平的提高，家家户户的餐桌上都有了很大程度的改善，一日三餐可谓荤素均衡，内容丰盛。除此之外，定期到餐馆去改善一下生活也已经成为大家生活中的一种常态，觉得只要花费得起，就不能亏了自己的胃。

这概念听着平凡，但也确实有一定的道理。从过去到现在，日子过得好还是不好，关键问题不在外表，得先看每天夹在碗里的饭菜伙食水平。只有在食物上得到满足，人才会有更多的精力完成其他的工作。但即便是到了现在的生活水平，谁也不敢保证自己吃到的就一定是自己想吃的东西。

在食品加工的发展过程中，餐饮从业者为了迎合消费者的口感，会采用一定的加工技术，来改变食物本有的特质和口味，将它改造成更偏向于对方心目中所期待的样子。这种现象就是一种饮食上的宽慰，尽管有些东西吃不到，但眼下感觉就像吃到了一样，所以我们心中也就没有那么多执着和遗憾，依然可以带着喜悦的心情，认真地吃好自己的每一餐饭。

例如，美国缅因州的龙虾已经到了泛滥的程度，但在中国食用一只龙虾价格却依然高昂。正所谓物以稀为贵，食品的地域差异，直接影响到了成本和价格问题。尽管我们很喜欢吃龙虾，但由于空运成本和保鲜成本的问题，作为中国食客的我们只能眼馋。于是开始说服自己："算了吧，干嘛一定要吃龙虾呢？天下虾米一个味，吃不到龙虾吃河虾，反正不都是虾吗？有虾的味儿就行了。"

中国人有一个难能可贵的美德叫随遇而安，大家从来不要求自己在饮食上一定非要怎样怎样，但凡是自己吃不到的，总可以找到退而求其次的选择，然后经过一番悉心烹煮，让自己同样获得完美的美食体验。人的欲望无限，但所能付出的能量有限，过分执着于高端的美食体验，会让自己入不敷出，但假如你能够灵活调配、合理消费，就可以在享受美味的同时，更有效地提高自己的生活质量。这就好比我们走进一家高档餐馆，招牌菜固然能勾起内心的欲望，但还是要认真思索一番，问自己是不是真的需要，问自己是不是真愿意承担高昂的消费。如果答案显示自己的欲望没有那么强烈，那我们就会很自然地退而求其次，选上几道价格实惠又不失身份的佳肴，一边感受着曼妙的就餐环境，一边品味咀嚼桌上的菜品，那种感觉也是一样的好。

一切事物总是先有目的才有成因的，吃饭这件事也是如此，假如你将注意力集中在你想达到的目的上，那么即便是没有吃到自己想吃的，又有什么关系？一顿饭只要能从中吃出自己的幸福感，达到了内心平衡的价值需求，吃什么真的已经不那么重要了。

现实的经济承受力，决定了你饭碗中的内容

中国有句老话："有多大能耐，吃多大碗饭。"这话看起来说的是能力，其实说的是成本。经济基础决定上层建筑，你所能承受的价位决定了你一日三餐碗中的内容。每个人都想吃饱吃好，所以在经济水平提高以后，首先考虑的就是自己家中的伙食，但即便这样，不同水平的家庭在饮食上仍然存在层次划分，这种现象，是长时间

被经济杠杆操纵的结果。

当代社会，每个人都在为自己的未来努力，但聪明的人一定会把自己的努力控制在可以承受的范围之内，假如体力长时间超支，身体必然就会向你提出抗议，因为你承担了你难以承担的，能量一直都在超负荷消耗，假如不及时做出调整，身体肯定要出问题。

生活如此，一日三餐也是如此，尽管每个人都希望自己能吃得好，但到了选择的时候，脑袋里还得有一本经济账，燕窝鱼翅鲜美，偶尔消费一次倒也没什么，但假如你明明没有那么多资金储备，却非要每天都能吃到这些东西，即便是能达到，当你每天端起碗，举起筷子的时候，还是会有压力的。一个人所能达到的经济实力水平，决定了他碗中食物的质量，超出了自己能力范围，即便是菜肴再美，吃着吃着也就没那么香了。

从人类的饮食历史进程来看，早先人们因为食物匮乏而面临生存考验，只要有食物可以填饱肚子，就觉得是一件很开心的事，所以，人们对于食物的质地，食物的口味都没有什么额外的要求。当人类进入农耕社会，生活渐渐稳定下来，食物有了相对稳定的保障，为了能够有效地预防灾荒，也为了能够提升自身的生活质量，他们才开始尝试着运用各种烹饪方法提高食材的保质期和味觉口感。此时人们的社会阶级等级划分得越来越清晰，等级高的能吃上肉和酒，等级低的或许有时连肚子都填不饱，正所谓经济实力决定上层建筑，一家人过得好不好，从他们碗中餐的内容上就可以看得清清楚楚。

回到当下，如今很多地区仍然沿袭着一些晒幸福的过年风俗习惯，例如，四川、湖南一带到了腊月家家户户就开始腌制腊肉，猪肉、羊肉、鸡、鸭、鱼肉都可以作为他们腌制的选择，腌制完毕后，大家就会把自己的成果晒到屋外，让路过的人可以清晰地看到。谁家腌制的肉品多，说明这家人的日子过得红火，相反假如只有那么一两件，则说明这家人今年经济上一定很萧条。从这简单的自我表达来看，中国人从一开始就知道，只有不断地提高自己的经济实力，才能让碗里的饭越来越香，日子才能越过越舒心，越活越踏实。

从现代的家庭角度来看，一个月收入只有两万的家庭，每一餐饭的质量肯定是跟月收入五万的家庭有所差别的，即便是前者再会过，再能把饭食烹饪得喷香四溢，但在食材的选择上，一定会偏向于经济实惠。而月收入五万的家庭，假如没有其他的经济负担，首先要改善的一定是自己的饮食品质，通过吃好喝好的方式，唤醒自己更为积极的生活动力。他们也许会定期到一些有特色的小餐馆去消费，点一些自己家中不常做的特色佳肴，以此来更好地改善生活，维系家庭成员和谐的亲密关系，但即便是这样，消费的水准也仅仅局限在一种品味美食的快感上。

但如果一个家庭月薪已达到三十万，那他们对于食物的选择又将提高到一个全新的档次，不论是文化层次，还是经济实力，都促使他们对自己的饮食做出全新的选择，这时候他们碗中咀嚼的不仅仅是美食，还有文化、健康和更为惬意的小资情调。人们对于食物的要求必然会随着经济能力的提高而在层次上不断升华，只有真正上升到那个层次，才能深刻地了解自己为什么会做出这样的选择。

人类的主食芯片，始终都没有脱离过经济这条杠杆，它始终都在围绕着成本概念不断地做出调整。人们总是会在自己经济承受力的范围之内，将自己的饮食尽可能改善得更好一点，所谓的品位，所谓的健康，都是在经济实力上升到相应水平的时候，才能真正达到目标。

而未来主食芯片中的精准营养理念，首先考虑到的老弱病残孕特殊人群，处于非健康状态的人群在饮食上的调整有助于其恢复到健康状态，在经济能力有限的情况下，精准营养首先要解决这些人群的刚需问题，未来精准营养会涵盖更多的健康人群。他们会接受"你吃的是美食，我吃的是健康，你满足了你的胃，我要恢复健康"这样的前沿理念，在他们看来更令他们感兴趣的是如何快速改善自己的体质，有效地拓宽他们更广阔的发展空间，如何能够让他们长时间保持精力充沛，有效率地完成一切他们想完成的事情。他们重视食材的质量，重视精准营养带给他们的功能效果，愿意花费更高的价格，为自己的健康买单，因此也更容易让这种全新的生活方式在他们的圈子范围内推广，成为一种治疗的辅助增效工具。

中国糖尿病发病率已经超过10%，糖尿病主要跟饮食结构有关，当然糖尿病患者必须干预饮食，生活质量必然会下降。比如一种名为代贝特的产品作为一种精准营养，结合糖尿病患者的体质特点设计，调节血糖，同时补充糖尿病患者必须的各种营养物质。在保证糖尿病患者生活质量的前提下，对糖尿病患者的饮食进行干预，类似这样的优质产品是未来人类真正需要的食物创新。

近年来，很多明星都在晒自己每天烹煮的各种减肥餐，说实话一般人看了真的很难下咽，但他们自己却乐在其中，主要原因就是从中看到了效果。假如有一天，精准营养取代了这种对自己类似于自残的饮食方式，既能达到自己心目中满意的效果，又能全方位地吸收营养，保持身体的健康状态，想必谁也不会轻易拒绝吧？比如特素公司推出的减特，就是针对体重控制人群的第一个精准营养，在口感上跟普通主食几乎无差异，但是热量要远低于普通主食，同时为了保证营养，提供更多的优质蛋白、足量矿物质与维生素，在不丧失饮食体验的情况下，为希望减肥的人群提供更多的产品选择。

这就是一种全新的饭食理念，尽管在刚投入市场的时候，由于其精致的食材选择和高浓缩的萃取科学技术，必然会在价格上高过一般的主食价格，但这并不意味着会因此影响它们的市场需求。尽管经济承受力决定你碗里的饭，但同时决定你碗里饭的还有你对于饮食的理念，虽然看上去成本提高了，但从长远角度来看，假如自己的状态真能借着精准营养的"功能"越来越好，即便是多花费了那么一点点，又有什么关系，自己早就从别的地方赚回来了。

家庭单位下的习惯式饮食结构

在每个人的成长中，以家庭为单位的饮食结构将会伴随他们很长时间，这种陪伴塑造了他们对食物的概念、习惯，也影响了他们今后的膳食结构和健康。从这一角度来说，家庭单位下的饮食结构优化是非常有必要的，但它却必须依托于经济水平的杠杆，越是经济条件优越，越是会对主食芯片中新型的饮食结构做出选择，毕竟决定人幸福的是身体的健康，而拥有一个重视健康的家庭更为重要。

不同的家庭条件，不同的教育环境，不同的文化背景造就了每一个人不同的饮食习惯和饮食结构，我们将这种情况取名为家庭单位下的习惯式饮食结构。其实，说到习惯式饮食结构也并不难理解，不论是从小家到大家再到国家或民族，因为文化思想的差异必然会在饮食方面有所显现。

这就好比我们中国老百姓在冬至那天要吃饺子、腊八的时候要吃腊八粥、端午的时候要吃粽子、正月十五要吃一碗元宵一样，这种习惯是依据人们千百年流传下来的传统，成就了一个民族的美食结构。以至一到了预定的时间，大家就会主动想到，今天应该买点什么东西，或是做一顿特色美食餐。

既然国家有国家的习惯性饮食结构，那么缩小到以家庭为单位，不同的家庭也会有自己截然不同的饮食结构：

前段时间我和大家一起聚餐，轮到一个同事点菜的时候，他拿起菜单左看右看，很快就摇摇头把菜单推给了别人："点菜这东西，我不懂，麻烦服务员先给我上点醋。"

这话一出，身边哗然一片，有人半开玩笑地说："山西人，一看就是山西人，到哪儿都离不开醋。"更离谱的是，菜上来以后，这位同事要了一碗白饭，然后把醋倒在白饭里搅拌好，便开始津津有味地吃起来。这时有人惊讶地问他："好吃吗？这能好吃吗？"他却笑笑说："在山西老家从小就这么吃，吃惯了，饭没醋拌着总觉得缺点什么。"

常言说得好："国有国法，家有家规。"这话用到饮食上也是同样的道理，当一个孩子还是一张白纸，假如没吃过别人家的饭，总觉得父母做的饭是最好吃的，爸妈加多少盐，加多少糖，十几年如一日，习惯性的胃口就在无形中养成了。但也并不是每个人都对自家的习惯式饮食结构满意。大家在受到不同家庭习惯式饮食结构影响过程中，有些人过得很幸福，有些人却吃饭吃得很痛苦。

对于一些经济困难家庭来说，只要碗中有饭，不管它是什么都是好的，贫困家庭长大的孩子，因为受到家庭经济水平的局限，在饮食上没有选择可言。例如华为总裁任正非，幼年时家庭饮食结构就很单一。

任正非出生在贵州，父母都是老实勤恳的教育工作者，家里兄弟姐妹众多。父母平时收入很少，日子过得很清苦，每次做饭，分配到每个人碗里的刚刚只够这个人活下来，根本谈不上营养丰富。

高考前，任正非在家复习功课，经常饿得头晕眼花，实在饿得不行了，他就用米糠烙菜充饥。母亲知道以后，为了能够保证儿子安心学习，她每天偷偷塞给他一个小玉米饼，而正是这小玉米饼最终为任正非的发展提供了很大助力，他通过上大学改变了生活，每每回忆起这段往事他总是说："当时我很清楚，这些玉米饼都是从父母嘴里省出来的，如果不是有它，没准儿就没有今天的任正非了。"

由此我们不难看出，在这样的家庭走出来的孩子，对于食物的选择是受到局限的，单一的选择范围，让他们在饮食结构上无从选择，在他们的意识里，吃饭是为了活着，活着就有希望，想改变命运，就必须先让自己习惯清苦，在清苦中努力崛起。

姚明是中国体坛猛将，也是出了名的高个子，他健康、健壮的体形，与他成长的家庭饮食习惯有着密不可分的关系。

姚明的父母都是篮球运动员，所以对姚明的饮食结构要求注重健康、营养。据姚明回忆，为了让孩子身体强壮，爸妈绝对是没少费心思，爸爸不断地省钱为他购置营养品，妈妈定期下厨为他煲汤，在他的印象中没有什么食物比妈妈煲的老火汤更美味的了。同时姚明的爸妈还定期为儿子加餐，希望以此促进他的成长。

就这样姚明的个子越长越高，生在民主健康的家庭，他的每一天都很自在快乐，之后选上了国家篮球队，体质得到了更好的锻炼，对于球队的饮食结构也适应得很快。

民主健康的家庭在饮食方面比较讲究，能够在自己力所能及的范围内，习惯性地拿出更多的钱投入改善自己的饮食，尽量让家人摄食丰富，品种更加多样化，在这种家庭中成长起来的孩子，对于饮食有着更为理性的理解，他们知道自己最需要什么，也知道如何进食才能更好地调整自己的身体。

当人们在各自的家庭生活的时候，每天过日子最重要的一个细节，就是吃饭。尽管它是一件再普通不过的事，却蕴含着相当丰富的内容。一个家庭碗里的饭是什么，对食材的好恶是什么，经济消费水平怎样，家庭集体文化程度，以及长时间以来关于饮食经验方面的总结都包含在每天的一日三餐里。

不同的人，不同的家庭，对吃饭这件事的结构理念是存在很大差异的，正因为有了这种饮食结构上的差异，才导致了我们不同的体质差异。事实上，不科学的家庭习惯式饮食结构对我们的影响是相当深远的，它很可能会透过习惯直接影响我们一生的身体健康。当这些不良的饮食结构概念输送到我们大脑的主食芯片中，成为一种固有的饮食思想系统时，想要重新再进行系统更新，也是要付出很大勇气的。

与此同时，假如我们能够妥善地对自己的习惯式饮食结构进行调节，就会改善自身体质。例如，日本人的身高可以说在亚洲算是最矮的，为了能够改善自己民族的体质，日本要求每个孩子每天都要加餐牛奶、苹果和两粒鱼肝油，在这种有效的营养调理下，如今日本人的身高已经得到了很大程度的改善，他们用科学的营养膳食改善了全民的体质。

那么，针对这些因为家庭习惯式饮食结构出现的问题，精准营养结构又能为我们提供怎样的帮助呢？

其实，在每个人心中都希望自己能拥有一个经验丰富的营养师，这样我们就知道最适合自己的营养餐搭配是什么样的了。秉持着这样的美好愿望，精准营养可以通过科学的营养配方比例，让大家以最方便、最快捷的方式完善好自己的一日三餐，根据不同人的体质，不同人的需要，设计出每个人最适合的功能餐，这样即便受到一些家庭习惯式饮食结构的影响，也可以启动另一种全新的饮食结构对自己每天的膳食进行调整。

只要我们愿意改变，愿意尝试，精准营养就会成为我们生活中最理想的营养调理专家，它所显现的"功能"效果能帮助我们在自主调理的过程中越变越好，成为我们健康时尚理念中的一个新选择。

社交圈子下的饮食结构，需求不同内涵各异

要想成为什么样的人，就要和什么样的人在一起。因为不同的社交圈子所对应的必将是不同层次、不同文化内涵的饮食。在社交饮食结构中，需求不同，所选择的形式必然是不同的。我们渴望通过吃饭的形式，让自己得到更多的利益，实现自我设定的目标，正所谓醉翁之意不在酒，我们究竟想从一顿饭中得到什么，不同的人心里都有一笔不同的心理账单。

在中国北京，人与人见面说的第一句客套话，可谓是直抒胸臆，比如："早啊，吃了吗您哪？""回见，赶明儿来家吃饭！"假如真的遇到什么事情要求人，也是先不急着说事情，开头先客气的来一句："走，今儿我请您吃饭。"

有个很成功的企业家坦言，自己早前百分之八九十的生意都是在饭桌上谈成的，之所以选在这个场合，主要是因为氛围相对轻松，想人多就人多，想人少就人少。人多的时候，自己知道酒力不够，还得找个会喝能喝的人陪着，人少说明对方性情素雅，那就在饭馆选择上更偏向清净品味，至少那里的茶能让人品得出好。现在自己的生意做到了国外，跟外国人交流，还是免不了想要请对方吃个饭，类型也入乡随俗的偏向于西餐，而大多时候，如果对方愿意，可能交际的地点会改变到有品位的酒吧或咖啡馆，要上些小零食，点上一杯加冰威士忌或卡布奇诺咖啡，也是外国人更为喜爱的社交享受方式。

说到社交圈子下的饮食结构，首要的核心在于圈子，而不在于饮食。你所处的社交圈子更偏向于什么样的交际方式，那么此时自己最明智的选择就是入乡随俗。这就好比明明今天你最渴望结交的人已经提议去吃海鲜，即便是你自己心里再喜欢吃川菜，想必也不会冒冒失失地将自己的想法直接表达出来吧？常言说，想成为什么人，就和什么人在一起，那么想结交什么样的圈子，你首先也要努力适应与他们在一起发生社交活动的每一餐饭。

社交下的饮食结构是最多变的，随着交际对象不同，社交环境的变化，人总是很习惯性的从一个社交饮食结构转换到另一个社交饮食结构。举个例子：

　　一位上市公司的企业老总，在与客户发生社交链接的时候，一定会根据客户的类型设定不同的社交饮食结构，如果对方是外国人，规格很高，那很可能会找一个风景秀丽，具有田园气息的庄园雅间，一起共享一顿简单而不失丰盛的午餐，随后拿上球杆，来到宽阔的高尔夫球场，两个人一边优哉游哉地打球，一边将洽谈的内容做个互动交流，等到一场球结束以后，秘书就会把两个人达成一致的合同协议草拟出来，双方落款签字，然后开心地握手道别，还不忘来上一句："谢谢你的午餐，这真是很美好的一天。"

假如对方是性格比较传统的中国人，想要谈成这单生意就要在社交饮食结构上先做上一些功课，比如对方的家乡在哪里？更偏向于几大菜系中的哪一支？有什么特别的饮食偏好？有没有自己最青睐的菜品？然后自己就开始一个个对号安排，看看在自己所了解的资源中，哪家上档次的餐厅更适合于客户的口味，这一餐饭的规格安排是什么样的？而且可能还要特别嘱咐厨师，做某某菜的时候一定要特别精心，因为这道菜会在自己的社交链接中是点睛之笔，具有一定的特殊意义。整体下来我们就会发现，整个过程中，全部都是以对方的角度在思考，而自己对于食物的需求，与达成社交默契这项需求相比，真的就没有那么重要了。

客户的事情搞定了，下一步就是员工，作为上级领导，为了企业的蓬勃发展，一定要和员工保持和谐友好的工作关系，领导有责任有使命关心员工的工作、生活，而其中最为亲民的举动就是抽出时间和下属一起享用一顿工作餐。例如，有些领导会定期来到员工食堂，与员工一起排队买饭，然后与大家坐在一起聊天，畅谈工作生活情况，假如发现一些需要解决的问题，就及时记录下来，然后吩咐有关部门尽快解决。在这段社交饮食结构中，我们肯定不能说领导有多喜欢吃员工食堂的工作餐，因为他的这一行为是带有社交目的的，他的核心是以这种形式拉近与员工的距离，而不是仅仅将注意力集中在工作餐上。

　　当一天的工作结束后，当这位领导真正回到家，他的饮食好恶才会有最直白的体现，例如，他会告诉自己的爱人："亲爱的，我今天太累了，只想吃一碗你亲手做的清汤面，那才是人间第一大美味啊！"此时的他，身心才算真正放松下来，也不再置身于社交下的饮食结构，他很自然地将自己回归家庭，这时候的饮食结构，才是属于他自己的饮食结构。

　　社交下的饮食结构，可以根据对方的需求随时转化成不同的类型，有人就适合于小饭馆，有人就适合找个幽静的茶餐厅，叫上一盘点心和一杯清茶来谈合作。有人喜欢在休闲馆吃个自助餐，一边泡澡一边做汗蒸一边谈生意，有人则喜欢在享受大餐以后一起到KTV，一唱就唱到夜里两三点。正所谓物以类聚，人以群分，社交饮食结构是根据你所要交际的对象类型做出调整的，只要找到对方觉得最好的社交饮食结构，你才能更为顺利地融入对方的世界。

　　由此看来，社交圈子的饮食结构，都或多或少地带有一定的利他性，而之所以利他性那么重要，是因为我们渴望从这场聚会中收获更多。从心理学的角度来讲，人的每一种行为都带有目的性，而社交中的饮食结构，核心目的就是与对方产生更为默契的交际链接，从而更好地在某些问题上达成一致和默契，来获得更客观的价值收获。在整个过程中，精美的美食不过是作为一种社交工具闪亮登场，或许某道菜味道确实不错，可以让我们发个朋友圈点个赞，或多夹上两筷子，但从真正的社交意义角度而言，一切也都不过是陪衬罢了。

不同年龄不同性别，饮食结构千差万别

对于我们每个人来说，在不同的年龄阶段，都会有不同的饮食结构。比如，我们少年时代时所青睐的糖果，如今已经渐渐淡出很多人的视野，即使那无肉不欢的金色年华，也会随着时光的流逝演变成瓜果蔬菜。曾经买不起的美食，在经济条件好的华发之年再也无须节省。正是诸如此类的各种原因，让我们在不同的年龄段做出了不同的饮食选择。或许这是一种必然，假如人生是分阶段进行的话，那么每一阶段路程本身就具有各自不同的味道。

如今，随着网络购物的兴起，中国迎来了全民网购的新时代，不论是尚未成年的学生，还是年过半百的中老年人，大家没事的时候都喜欢拿着手机在网上左翻翻右看看，寻找自己心仪的商品，其中就有相当大比例将购买内容落在食品上。这时大家意外地发现，不同的年龄群体，在食品的选择上存在很大差异，由此可见，人们在不同年龄对食物选择的态度，决定了他们生活中千差万别的饮食结构。

通过京东购物的大数据看出，现如今就年龄层而言，中老年消费者在消费上更愿意为类似于海参、燕窝等高品质健康的生鲜食品买单，在客单价方面也是所有年龄用户中最高的（见图4-1）。图4-2显示80后、90后的年轻人，由于工作生活节奏快，更看重效率，相对于中老年人，他们更偏向于水饺、水煎包这样的速冻半成品，这样在家烹煮的时候，方便快捷，可以节省很多

时间，除此之外，很多购买力强的年轻人相比于老年人更容易接受新鲜事物，对很多进口的新鲜水果有着很浓厚的购买兴趣，越是觉得平时在超市难买到，就越是会下单买来尝一尝。

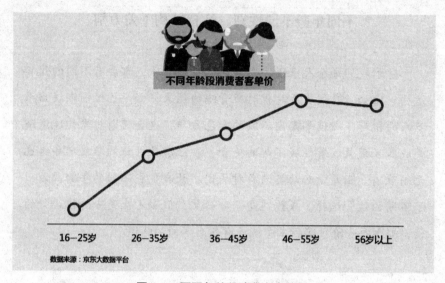

图4-1 不同年龄段消费者客单价

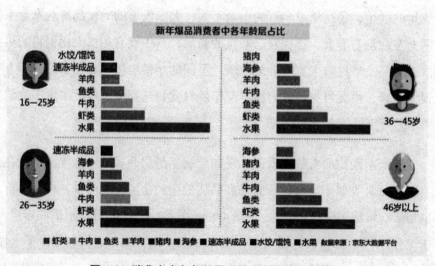

图4-2 消费者中各年龄层及男女在购物上的差异

　　更有意思的是，在购买食品上面除了年龄层存在不同差异外，不同性别的男女，也在购买食品选择上存在相当明显的差异。图 4-3 显示，女性较之男性更偏向于水果、蔬菜、奶制品等素食产品，而男性在购买食品方面则更热衷于肉类、虾蟹、鱼类等实实在在的"硬货食品"。

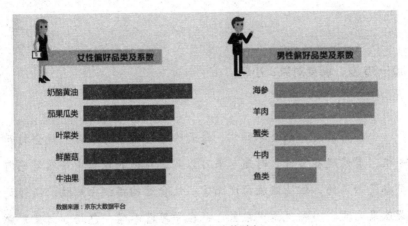

图 4-3　男女购物偏好

　　由此不难看出，不论是从年龄差异还是从性别差异，我们人与人之间的饮食结构都存在着很大程度上的区别，这不仅仅是消费理念，更是取决于我们在不同年龄层次看待健康问题的态度。下面我们就根据当下 20—25 岁，30—35 岁，40—45 岁，50 岁以上，四个年龄段，进行一个关于饮食理念大调查，看看究竟问题出在哪儿。

20—25 岁，调查对象：小田

　　小田今年 23 岁，和别的小姑娘一样，没事的时候也特别喜欢在网上买东西，她说对食物而言，她最擅长的购物方式是猎奇，专门喜欢寻找一些自己从未吃过，又觉得很想尝试的食品。在她看来，最能诱惑到她的食品是一些标价很诱人的进口水果，首先觉得有些水果长相怪怪的，自己在超市很难买得到，还有就是会对店家特别标注的那些有养颜瘦身功效的食品感兴趣。此外就是偶尔会买鱼虾或者速冻产品，因为自己工作忙，很少在家开火，一个人的饭不好做，所以速冻的半成品方便快捷，坐锅开水往里面一放，过上一会儿就可以开餐啦。

30—35 岁，调查对象：小韩

小韩目前是一个全职妈妈，每天除了日常家务以外，就会打开手机，看看现在有什么时蔬水果可以买。在她的理念中虽然蛋奶肉类都是必须的，但从健康角度而言，饮食结构搭配上应该以新鲜蔬菜瓜果为主。小韩说，现在自己也在学习营养学，包括如何烹制更为美味的营养餐，必竟孩子在一点点长大，自己希望能给他最好的照顾。而从个人饮食好恶上，她也更偏重于清淡，按她的理论，自己利用食用肉食长身体的阶段已经过去了，女人从 25 岁以后，要保持青春的状态，必须在饮食上做一些调整，一点点地向偏素食转化。

40—45 岁，调查对象：周松

人到中年的周松，在忙完一天紧张的工作后，就坐在沙发上一边看着电视，一边在手机上淘宝，他购买的食物一般都比较实在，例如米面粮油，只要质量上乘，价格公道，一般都会下个单囤点货，此外自己还会买一些生鲜肉类的硬货，例如阿拉斯加的深海鳕鱼，加拿大进口的牛肉都是他平时购买的最爱。用他的话说，这些地道

食材做出来的菜味道就是不一样，现在经济又允许为什么不让自己
吃得更好一点呢？

50 岁以上，调查对象：老孟

　　老孟已经年过半百，自从儿子教他学会用智能手机，他就成为
网上购物的发烧友，说到购买食物的选择，老孟的理念是："过去很
多好吃的都吃不上，现在生活条件好了，想吃什么就别那么在意价
钱了，什么更营养，什么更健康就买什么。"在老孟的购物清单里，
经常会看到海参、鲍鱼这样的产品，有些时候还会买一些高质量的
深海鱼油和山药核桃粉，用他的话说，这些都是高营养的健康食品，
多吃点少得病，就能给年轻人少添麻烦了。

　　通过不同年龄购买群体的饮食结构分析，我们不难看到，尽管大家的目
标一致都是为了健康，但在饮食健康理念上却各有不同，究竟哪些更适合自
己，哪些应该加以规避，大多数人在食物选择方面多少还是存在误区的，针
对这个问题，最好的办法就是能够将这些不规则的饮食结构进行整合分析，
在我们固有的主食芯片中加入全新饮食结构调理方案，在保证大家能够摄取
到理想营养元素的同时，有效规避不健康食物对我们人身体造成的伤害，这
也是人类大健康始终努力前进的主旨方向，当人们能够更理智地看待自己的
饮食问题，就会发现原来吃什么、怎么吃，都是为了能够让食材物尽其用，
以此来有效地调节自己的身体。对于食物而言，我们首先看重的应该是健康，
其次才是它给我们带来的味觉体验。这一点在人成长的不同年龄阶段显得尤
为重要，也是我们有待改善的重要环节。

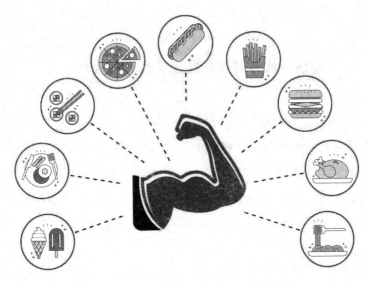

第五章
藏在饮食文化背后的阶层化食物模式

　　尽管当下大家都崇尚人人平等的理想生活，但不可否认的是当下的社会人与人之间是存在阶层的，不同的阶层背后隐藏着的很可能是截然不同的饮食等级模式。经济实力的分化不得不让人在衣食住行上考虑成本问题，不同的经济基础，从家中的一日三餐就可以很明显地看出来。或许也正因为这个原因，从古到今，人们在等级越来越分明的社会里，各自创造了自己层级的饮食文化，其间所蕴含的食物模式，除了反映当时人们驯化食物的无上智慧外，还有一个非常重要的细节，那就是人们的饮食结构在从生存向生活转化的过程中，在自己所能承受的经济成本之下，努力地在寻找着更适合自己的新型食物模式，它不但丰富了人们的人生，也让人类与食物的未来充满了绚丽的色彩。

经济与成本背景，决定了饮食模式的差异

成本与经济看似宏观却伴随着我们的一生，人生处处皆为成本，它大到我们的生命质量旅程，小到我们摄食的一日三餐，人们总是在经济许可的条件下，让自己尽可能吃得更好一些。一路走来，世界在变，我们碗里的饭菜在变，这或许是日子越来越好过的表现，手里的钱越多，在摄食上所要支付的成本就越是小事情。

前段时间看到一段对中国现有国情惊人的论述：

尽管中国地大物博，但不是每个人都吃到了自己想要的食物，过上自己想过的生活。权威是有时代性的，专家是有时代性的，政策、医学都是有时代性的。而当下中国在粮食经济方面将迎来怎样一个时代？人们将以怎样的饮食模式对待生活？很多人期待，但也有很多人说形势不容乐观。

在现在的食品行业中，人们对饮食这一方面的要求越来越高，今天对健康饮食，绿色饮食的注重，早已不同于过去的饮食基调。

有些人都在尝试雇用专业的营养师，来对自己的饮食结构进行合理的膳

食搭配，而专业的营养师，会结合对方的身体健康情况和内在需求，设计合理的饮食健康方案，每天吃什么东西，克数是多少，一天喝多少水，排泄效果如何，一切的一切都会列入膳食综合调配的内容范畴。

不可否认，当下很多人在何为营养进食这件事上是存在盲区的，尽管我们都希望自己能够膳食营养均衡，但却对如何达到均衡标准一窍不通，家庭主妇凭借自己的经验做菜，要问谁家的饭菜价格既合理又新鲜，她能跟你讲得头头是道，至于营养问题，每个人都是一脸苦笑："我又不是专家，我哪儿懂这些，一个吃饭，要这么多学问干吗？"

从这样的话中，我们不难看出，新时代的人与他们父辈在饮食理念上已经出现了很大的差距，年轻人更向往健康高质量的饮食生活，愿意为自己的健康付出更高成本。而老一辈则还是更偏向于经济实惠，不就是吃饭嘛，请什么资深专家、营养师，都纯属是浪费钱。只要饭菜可口，食材质量上没有问题，就是最好的一日三餐。

当我们的经济实力上升到一定层次，精神文化层次必然也会跟着提高，当我们看到周围的朋友都在享受一种更为健康的生活模式和饮食模式的时候，内心的欲望就会告诉我们："我也需要。"

一个山沟里的孩子，可能中饭就是一碗粥加一小碟咸菜，食堂里有好菜不敢点，到了家饭菜更是简单到连盐味都没有，饮食结构极为简单，更谈不上什么营养。之后自己考上大学，勤工俭学赚了钱，有生以来吃到了第一道自己想吃的菜，从此人生的饮食结构就发生了很大的变化，他心中有了梦想，以后自己经济条件允许了，至少也要改善一下自己的伙食。之后他工作了，因为能力强，工资一路飙升，希望能够找些特色小馆和要好的同事一起尝尝鲜，他的饮食结构又改变了，他告诉自己，什么都可以将就，吃饭就是不要再将就。

之后这个年轻人开始创业，公司做得很成功，却发现身边特别要好的客户，因为过分劳累，饮食不规律不合理，导致疾病缠身，这时候他意识到，身体对于一个人来说比什么都重要，美食固然可贵，但健康饮食更重要，于是他下意识地准备请一位营养师，帮助自己调整每一天的膳食安排。经过调整，他看到了真实的效果，却觉得每天准备这些食材太麻烦，于是他开始新的探索，希望能够找到一种既健康又营养，而且进食过程非常方便的食物，这样一来，他把眼光落在新主食芯片概念下的精准营养上。

随着对健康知识的深入了解，人们开始不自觉地朝着更为优化的主食结构迈进，饮食结构的改进提高了人们自身的生活品质，同时也促使着他们朝着更有效率、更为健康的膳食目标努力。当这种美好的状态，不断地在我们的世界中出现时，我们就会发现，自己已经越来越离不开这种功能饮食结构了。因为精准营养饮食结构让我们精力充沛的同时，还会及时地补充我们时下能量最为匮乏的部分，从而有效地调节我们的体质，帮我们达成塑身美颜的目标，更为重要的是，还会在关键时刻解救我们，在我们的人生特殊阶段彰显无可替代的价值，这或许就是它与众不同的意义所在。

精准营养的魅力就在于，让你快速地看到效果，同时让你体验到一种全新的健康饮食生活方式，它很简单，很小资，也很有生活韵味，一旦拿起来就难以放下，尽管固有的饮食结构，确实也存在着色香味俱全的诱惑，但随着人们思想意识的提升，为了能够更健康、更长寿、更有效率地生活，恐怕很多人还会更青睐精准营养为他们所创造的一切！

饮食观念源于人们最古老的经验

一日三餐是每个人每天要经历的事情，但就是这平常得不能再平常的事情，我们却能从中解读出更为丰富的内容。中国的饮食文化之所以博大精深，是因为从古至今我们的祖先殚精竭虑地总结出了大量的宝贵经验，而这些经验也在无形中造就了我们的饮食观念，从五行相生到药补、食疗，人的饮食结构随着时代的推进，不断出现新的亮点，谁也不知道，若干年以后，它又将为我们上演哪些有趣的新内容。

曾经有人形容这个世界，对于人而言，世界就是一个食物资源库，里面有各种各样琳琅满目的食材，我们每个人就是一个端着大碗的食客，总是希望能在这样庞大丰盛的食材库中得到更多，但人又与这个世界是同源一体的，吃得太多就会胃胀，吃的不对五脏六腑就会产生各种各样的病变反应，所以人们开始意识到，尽管上天赐给他们很多，但想要真正生活得好，在吃饭这件事上还是要有选择的，营养均衡很重要，定时定量也很重要，但怎样才能达到这样完美的摄食标准呢？于是我们的祖先开始了自己不断研究探索的过程。

我们古代中国的五行，针对不同的气候，四季的轮回更替，以及五脏六腑在不同时段的反应和需求，食物对应的搭配颜色，每一种食材的性质和功能，一个一个地通过五行的理论罗列出来，言辞简单，清楚明了，当人们再面对饮食问题的时候，就可以参考五行的经验，根据自己身体的需要，选择最适合自己的食物。

与中国的五行天地人相比，西方国家的饮食则更重视食材的营养，因此当他们谈到饮食结构的时候，首先想到的是其中富含怎样的微量元素，每种微量元素能满足人体哪方面的健康需求，而哪些食材中富含这种元素，并能够帮助自己有效地吸收。因此我们会看到，西方人在进行饮食搭配时的经验，是根据元素配比，来合理地选择每一份食材，并且在用量上都力求达到合理精准，因为他们觉得，这样才是爱自己的表现，这样吃饭才是最健康的（见表5-1）。

表 5-1 富含各类营养元素的食物表

含硒元素的食物
动物的肝、肾、心，海产品，蘑菇，洋葱，大蒜，果仁类食品（花生、核桃、葵花子、栗子）等。
含碘元素的食物
海带，紫菜，鳝鱼，黄豆，红豆，绿豆，虾米，红枣，花生米，豆油，乌贼鱼，豆芽，豆腐干，百叶，菜油，鸭蛋。
含钒元素的食物
大豆，沙丁鱼，芝麻，牛奶，鸡蛋，菠菜，贝类。
含钙元素的食物
牛奶，蛋类，豆类，及豆制品，花生，芝麻酱，虾皮，海带，山楂，榛子仁，各种瓜子，马铃薯，绿叶蔬菜。
含铬元素的食物
动物肝，肉。
含锂元素的食物
糙米，谷类，芝麻。
含磷元素的食物
大豆，酵母，谷类花生，李子，葡萄，南瓜子，虾，鸡，栗子，大豆，蛋黄含磷高。

续表

含镁元素的食物
谷类有荞麦面，小麦，玉米，高粱面；豆类有黄豆，黑豆，蚕豆，豌豆，豇豆，豆腐皮。蔬菜水果有雪里红，冬菜，芥菜，芥蓝，干辣椒，干蘑菇，冬菇，紫菜，洋桃，桂圆，花生，虾米，芝麻酱。

含锰元素的食物
茶叶，大米，小米，面粉；薯豆类中有大豆及豆制品，绿豆，豌豆，红薯；水果中有苹果，橘子，杏，梨；蔬菜中有菠菜，大白菜，芹菜，菜花，胡萝卜，西红柿，雪里红，圆白菜。

含钼元素的食物
芝麻，小麦，菠菜，贝类，糙米。

含镍元素的食物
大豆，芝麻，小麦，菠菜，贝类。

含铜元素的食物
动物肝脏，肉类（尤其是家禽的肉），水果汁，硬壳果，番茄，青豌豆，马铃薯，贝类，紫菜，可可，巧克力。

　　相比于中国重视味觉口感的观念，西方人在经验上更偏向于理性，他们对于那些不同地域、气候、季节更替产出的食材，唯一的要求就是健康、营养，而口感不能说不重要，但这是其次。所以我们会看到从西方观念中的合理的饮食结构，一般谈的是一天摄取了多少热量，食物中的维生素、蛋白质比例是否均衡，即便此时口味上千篇一律，在他们看来也一样能够接受，因为只要吃下去，就意味着自己已经获得了营养。

　　与西方人不同的是，中国人对于美食的概念是："民以食为天，食以味为先。"这就意味着在中国人的饮食系统里，对口感的追求远远要高于对营养的追求，这也是在久远的历史长河中，我们在树立饮食观念的过程中所衍生出的经验，四季食材不同，烹饪方法不同，所要达到的饮食目的不同，尽管我们中国有自己的一套营养食疗概念，但在食材驯化的过程中，势必会破坏一些蕴含在其中的营养物质，但即便是这样，大家也能够欣然接受，因为美食给自己所带来的愉悦，才是自己当下最渴望得到的东西，这种观念的沿袭，也是从过去的经验中遗传下来的。

社交中的"瘾食"文化，不仅仅是吃饭而已

社交时间长了是会上瘾的，这种瘾，除了发生在人与人之间，还发生在人与人社交工具的食物当中。一顿饭看似是一顿饭，但其中所蕴含的隐性文化却异常深远。它就在我们的日常生活中，在我们偶尔升起的欲念里，起初不过是觉得好吃，到后来开始欲罢不能，再到之后时隔几日不吃上这口便觉生活中缺少点什么，这种成瘾的状态越来越牵动我们的心神，此时的我们不仅仅是为了吃饭，更多的或许已经是为了心中的一个"瘾"字服务了。

随着人类生产水平的提高，大家对精神生活的要求将会远远超过对物质生活的要求，为此有人推断，未来的文化产业必将成为推动时代前进的强大动力。但有一点不可改变的是，文化来源于生活，生活离不开关系，关系之间存在交际，而说到人与人彼此建立社交的方式，恐怕谁都逃不开吃饭。这样梳理下来，人还是离不开物质的核心，想要拥有更为美好的生活状态，就要将碗中的饭与我们的精神文化层次有机地结合起来，这样我们在回归饭食

的时候，吃的就不再仅仅是一顿饭，也不再是没有感情的消费品，而是满满当当的幸福感和成就感。

很多人之所以将社交关系与吃饭联系在一起，除了人在吃饭的时候，大脑处于放松状态，可以更有效率地交流沟通。其实还有一些隐性的其他原因，例如，人在吃饭的时候，更容易找到幸福的存在感。假如再有一些瘾性食物的加入，相处的氛围就会变得更加融洽，它可以为人与人之间快速拉近距离提供助力，使沟通在这一工具的催化下变得更加顺畅。

举个例子：

1974年，可口可乐公司正式宣布将原配方中的可卡因剔除，原因是这种物质容易让人上瘾，影响人类的情绪。

为什么它有这么神奇的力量呢？因为从生物元素角度来说，可卡因给大脑的感觉，近似于幸福素内啡肽，而对于这种喜悦的幸福感，是人类非常渴望得到的。但按照一般的常理，内啡肽的产生需要人们付出大量的行为和努力，最终在现实生活中实现信念中的目标和理想，才能拥有这种幸福感的体验，而且所能维持的时间也相当短暂。所以想得到内啡肽，人们所要付出的成本是相当高昂的，但是成瘾类食物，却可以通过很低的成本，帮助人们获得类似于内啡肽所带来的幸福感体验。

很多人说吃饭是在给自己的身体提供营养，但这话只说对了一半，我们吃饭的整个过程，首先喂养的部分是我们的大脑。而如酒类、糖类、茶类、咖啡类的食品都可以在不同程度上刺激我们大脑的敏感部分，形成一种进食快感，并带有一定的瘾性元素。这些元素与之前说的可卡因效果类似，可以带给人最为廉价的愉悦幸福感，让这种快乐的体验不断延续，假如这时候有人能够与自己一同分享这种美好的感觉，那么我们心里的喜悦感就会无限加倍，而社交恰恰满足了人与人之间相互陪伴、分享快乐的需求。因此类似于"兄弟交情无酒不欢"这样的"社交瘾食文化"，就很自然地在人们的意识中一点点建立起来。

不可否认的是，适当的"瘾食"文化，可以让我们与他人之间的社交关系变得更加融洽，但万事都有度，什么东西都不能贪多。假如这个时候过分沉迷其中，使自己无法脱离快感的诱惑，那么很可能还会造成适得其反的后果。对于这个问题，我们的祖先很早之前就为我们树立了典范。

传说尧帝时期，有一位酿酒高手，但凡是他酿的酒，让人一入口就如痴如醉，尧帝不信，便差人买了一坛亲自品尝，谁料想这一品便真的让自己如痴如醉，瘾性大发，一盏接着一盏越喝越觉得到了人间仙境，直到一坛酒喝完，人也醉倒在地，醒来后依然对这美酒的迷香意犹未尽。

然而，就在此时，一个理智的念头促使他快速做出决定，将这位酿酒高手亲自酿的美酒统统毁掉，并将此人独自赡养，不允许他把秘方透露给任何人。如此下来，这美酒的酿制方法因为尧帝的干涉成为了千古之谜。

当时有人问尧帝为什么要这么做，尧帝的回答是："这美酒妙得连我都如痴如醉险些上了瘾，更何况后世子孙、黎民百姓，如果大家都因为他而醉生梦死，那将是一个多么可怕的局面啊！"

尽管古代的科技不发达，但古人却要比我们现代人有远见得多，如今关于"社交瘾食文化"的内容越来越引起大家的关注，它已经很自然地融入我们的生活，成为了我们每一天都不可缺少的一部分，我们貌似已经心甘情愿被其催化，只要能够让自己拥有更为幸福美好的感觉和意境。它在年轻女孩相约逛街，顺道安坐的甜品店里；它在兄弟调侃宣泄的夜店酒吧里；它在见面送礼的美酒好茶里；它在想了就会流口水的麻辣火锅里。总而言之，闭上眼能让你想到的美食快感，恐怕都逃不过"瘾君子"的存在。与其说我们吃的是一份食物，不如说我们吃的是一份感觉，我们希望从中得到更为丰厚的幸福感和快感，希望它在刺激我们味觉的同时，带给我们成倍的精神回报和社交回报。

当然从社会层次角度来说，不同阶层的人有不同阶层的瘾性文化，虽说文人墨客有诗仙李白那样斗酒十篇一样的人物，但真正让对方成瘾的往往是饮食之外的诗情画意，越是能够给他们带来精神层次上的快感，就越能与他们拉近关系。而对于平常老百姓，最接地气的莫过于一盘花生米、一盘羊杂、一盘酱牛肉，再来上一瓶美酒，跟对方说一句："即便对面是山珍海味，可咱哥俩就好这一口。"这话一出，保不齐朋友已经坐实了一半。而年轻人在一起，就是要找刺激，找个大口撸串的特色小店，伴着啤酒可乐举杯欢庆，嘴巴上调侃着谁谁恋爱谁谁失恋的青春话题，没过两分钟就会有人把你当知己。人与人之间的亲近有时看似很远，"瘾食"文化用好了，心与心的距离有时就在咫尺之间。

一个朋友说，每当自己走进一家熟悉的餐厅，就会莫名地回忆起和自己在这里相识过的人，假如当时大家吃得很开心，聊得也很开心，自己就会陷入回忆，并微妙地露出笑意，有时还会主动掏出手机给对方打个电话，希望有时间还能一起出来坐坐，这才意识到自己又无形地被某段"瘾食"记忆感染了。

"瘾食"之所以能称得上文化，是因为它确实可以很微妙地影响我们的生活，这种美好的感觉让我们不仅仅吃到了一顿饭，还为我们创造了更多增进彼此社交关系的机会。但从理智上讲，适度一用，效果甚佳，成瘾乱用，肯定是会伤害身体的。

不同阶层的饮食文化

不同的阶层有不同的文化，不同的文化锻造了他们不同的饮食结构，自古以来，人们就已经习惯在阶级分明的时代，在自己身处的阶层努力创造美好生活的状态，其中最重要的就是完善好自己的饮食。正所谓皇帝有皇帝的锦衣玉食，平民有平民的市井小吃。不管哪一种美食，送进嘴里细细地品，都别有一番风味。

不同的知识文化，对生活的态度，对事物认知，以及所采取的行为，处理事情的做派都有着相当大的区别。而在饮食方面，不同知识层次，也在历史悠久的美食文化长河中创造出了自己特有的味道。

其实中国人打源头开始在吃饭这个问题上就是有讲究的，不论是从菜品的规格还是老幼尊卑的礼仪，每一道程序中都有自己的说法。就拿最讲求礼仪的周朝来说，一本《礼记》就记载了周王朝不同阶级等级的饮食生活状况："天子之豆（豆，古人盛食器具）二十有六，诸公十有六，诸侯十有二，上大夫八，下大夫六。"也就是说，即便你再有钱，做的菜品也不能超出了你身份的规格，否则就有犯上之罪，所以单从饮食上，作为统治阶级，就要树立自己的权威，不同的等级你该吃什么就吃什么，吃多了、想多了对自己都没好处。

此外周朝还有庞大的礼仪体系，而"礼"的一个重要方面就是祭祀，食物就是和天地沟通的媒介，很多食器也是礼器。

对于周王朝来说，鼎是最为贵重的，它象征着权威，鼎的数目标志着你的社会阶层，以及所处的阶级身份。假如研究历史，我们就会发现，历代的鼎永远都是以奇数出现的。一个鼎对应的是贵族阶层中地位较低的"士"，食物配置是豚（乳猪）；三个鼎为"士"在特殊场合使用，食物配置可以是豚、鱼、腊；五个鼎对应的是大夫，食物配置是羊、豕、肤（切肉）、鱼和腊等；七鼎对应的是地位德高望重的卿或诸侯，食物配置是牛、羊、豕、鱼、腊、肠胃、肤；九鼎对应的是天子，食物配置是牛、羊、豕、鱼、腊、肠胃、肤、鲜鱼、鲜腊。从食物的分配上，我们就不难看出，从中国饮食文化的源头起，我们碗里的食物就带有相当大程度的阶级内涵。这种庞大的礼仪体系，铸造了中国人阶级意识下的饮食文化，是中国美食多元化发展的重要开端。

有一位美食家说："中国的饮食文化，阶层分明，却各自璀璨，皇上有皇上的满汉全席，达官贵人有达官贵人的八大菜系，而普通老百姓也有咱普通老百姓的市井小吃，每一道都别具风味，一点都不会觉得寒酸。"这话直接道出了中国饮食文化的丰富内涵，在阶层文化与知识文化的衍生下，我们所看到的中国美食本身就蕴含着丰富的时代气息。

下面就让我们跟随者历史文化的脉络，感受一下当年京城不同阶层所享受的美食文化境界吧！

第一个阶层：统治阶层

古代的皇帝饮食到底有多么尊贵，这一点我们从清朝末代皇帝溥仪写的《我的前半生》就能看出端倪。据末代皇帝溥仪回忆，当时他吃饭的时候规格是这样的：

到了吃饭的时间，并无固定的时间，完全由皇帝决定时间，我一吩咐传膳，一个犹如过嫁妆的行列已经走进了御膳房。这是由几十名穿戴整齐的太监组成的队伍，抬着七张小膳桌，捧着几十个绘有金龙的朱漆盒，浩浩荡荡直奔养心殿而来。平日菜肴两桌，冬天再单设一桌火，此外有各种点心、米膳、粥品各三桌，咸菜一小桌。食器是绘着龙纹、写着"万寿无疆"字样的明黄色瓷器，冬天则是银器，下托是盛着热水的瓷罐。每个菜碟和菜碗，都有一个银牌，这是为了戒备下毒而设置的。而且为了安全，上来的每一道菜都要太监先尝过，这叫做"尝膳"，在这些尝好的东西摆好之后，我入座之前一个小太监叫了一声："打碗盖"。其余四五个小太监便动手把菜上的银盖取下，放在一个大盒子里拿走，于是我就开始用膳了。

单从这一套程序下来，不论是人力、物力、财力，耗费量可想而知，据说溥仪时代在饮食方面还算不上清朝皇帝中最奢华的。由此可以看出当时的统治阶级，在饮食方面是何等讲究，既要证明自己的尊贵，又要力求每一道菜精致可口。尽管皇上的饭很丰盛，但却未必吃得开心，江山就在他一个人手里，坐在高处不胜寒。他们没有真正的朋友，要想找个能吃得来喝得来的朋友，不论从礼制，还是从本有的防范心来看，都是一种奢望。

第二个阶层：贵族阶层

说到贵族饮食文化，距离我们最近的，莫过于孔府菜和谭家菜了。孔府历代都设有专门的内外厨师，在长期的发展过程中形成了灿烂悠久的饮食文化系统，它菜品精美注重营养，风味独特，其中所蕴含着的是孔老夫子"食不厌精，脍不厌细"祖训。

吃孔府菜，与其说吃的是美食，不如说吃的是风雅，每一道菜名，每一个食器，都具有浓郁的文化气息，如"玉带虾仁"表达的是孔府地位的尊荣。

在食器上，除了特意制作了一些富有意识造型的餐具以外，还镌刻了与器形相应的古诗句，如在琵琶形碗上镌有"碧纱待月春调珍，红袖添香夜读书"。所有这些，都传达了天下第一食府饮食的文化品位。

另一个就是谭家菜，谭家祖籍广东，又久居北京，故其肴馔集南北烹饪之大成，既属广东系列，又有浓郁的北京风味，在清末民初的时候在北京享有很高声誉。谭家菜的主要特点是选材用料精细，范围广泛，制作方法也奇异巧妙，主要以烹饪各种海味最为擅长。谭家菜的主要制作要领是调味讲究原料的原汁原味，以甜提鲜，以咸引香；讲究下料狠，火候足，故菜肴烹时易于软烂，入口口感好，易于消化；选料加工比较精细，烹饪方法上常用烧、火靠、烩、焖、蒸、扒、煎、烤诸法。贵族饮食在长期的发展中形成了各自独特的风格和极具个性化的制作方法。

其实，贵族饮食文化还不仅仅局限于此，曹雪芹在自己的名著《红楼梦》中就对贵族家庭的美食有过很好的阐述。

第三个阶层：士大夫阶层

如果说统治层级吃的是威严，贵族阶层吃的是尊贵，那么对于士大夫阶层来说，饮食更偏重的是小资和情趣。尽管没有贵族们富有，但手里也算有点儿闲钱，比上不足比下有余，也就有了余地调剂生活。

因此很多士大夫的饮食都很讲究养生，也很讲究风雅，很多人甚至喜欢自己动手制作美食，一桌好菜端上来，都是自己的劳动成果，那种感觉别有一番风味。吃得虽然相比于上流社会简单，但也别有韵味，吟诗作对，素琴笙箫，照样觉得妙趣横生。

第四个阶层：平民百姓的市井阶层

从上流社会一步步到了平民阶层，所涉及的吃食就要低好几个档次，但这并不意味着会在胃口上失分，老百姓利用手里有限的食材发明出了各色独具风味的小吃，例如，我们耳熟能详的馄饨、锅贴、包子、蒸饼，老北京特色的爆肚、羊杂汤，还有好多人喜好的炖吊子、卤煮火烧，都是当时市井小吃中的一支，此外还有各色的点心，例如，炸糕、驴打滚儿、豌豆黄，这些小吃无一不丰富了当时老百姓们的饮食生活，而这些吃食的背后也蕴含着无数丰富多彩的故事。

即便是手里的钱有限，但也要努力地把自己的日子过好，过好日子的最重要前提就是让自己吃好，亏什么都不能亏了嘴，只要一亏嘴，好日子的气势就会受影响，这就是中国老百姓之所以那么专心研究吃食的原因。

由于人在不同阶级的层面上，思考的事不同，处理问题的方式不同，自然也会在吃这件事上有不同的观念和文化差异。有了阶层的存在，我们的饮食文化才有了更为分明的层次艺术，因为有了知识文化差异，我们手里的食材才会在不同人的手中锻造出更为多元化的美食形式，尽管这一系列的美食，灵感源于某个人意念迸发的偶然，但从时代脉络上这一切的出现都是存在必然联系的，在不同阶层的故事里，饮食永远是不容忽视的细节，它始终陪伴在历史的进程里，以至到了今天，我们夹起每一筷食物时，还能品味出不少旧时味道。

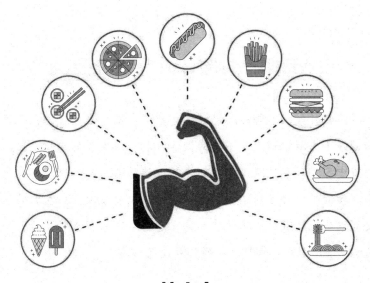

第六章
进化与变革，谁是大健康食物模式的金钥匙

时代在不断推进，食物也在人类的驯化和加工中不断进化着，从历史走到今天，人们在食物模式上已经发生了翻天覆地的变化，而人们的健康意识也在随着经济水平的提高而不断提高着，人们正在试图通过先进的科学技术开启食物产业的又一个崭新的大门，找到实现真正大健康生活状态的金钥匙。他们试图以各种方式更深入地了解碗中的食物，希望能够更好地将自己的饮食加以调配，最大限度地开启它们有利于人类健康的强大功能。毋庸置疑，这是一场人类与食物共同进步的全面变革，而这场变革必然会颠覆人们原有的主食芯片意识系统，迎来新时代全新的饮食模式和饮食概念。

主食结构富有时代性，这个世界没有权威

不同的时代，不同的文化脉络成就了不同的思想理念，而思想理念融合于生活就创造了不同的饮食结构。从发展的角度而言，我们的碗中餐，是智慧照进现实的产物，伴随着人类的进步，智慧的升华，我们手中的食物也会在时代的变革中发生改变，在它的世界里没有权威，只有观念的转换和需求的补给。它富有时代性，而我们的碗中餐本来就是具有这样鲜明时代色彩的。

目前，我们在很多领域都越来越相信权威的影响力，所谓权威无非就是在自己的专业中做出过辉煌的成就，拥有独到的见解，以至让大家认为但凡是他说出来的话都是正确的。而事实上，从宏观的角度来说，这个世界上哪有那么多的权威。人类生命的旅程是不断向前探索和迈进的，所谓经验，大多具有时代性，不可能永远正确。

从历史的沿袭上看，人类与主食之间的关系，起初就是简单的饱腹感，主食芯片的饮食结构也非常简单，饿了能吃饱就可以了，对食物没有其他要求。随着食物选择余地增大，为了能够更好地适应自己的胃口，才开动智慧发明了各种各样的主食品种，并从中不断探索，不仅从口味、食材配比上有所选择，还进一步根据自己身体的需要进行养生健康方面的研究。但即便是这样，不同时代的主食理念，还是找不到权威的影子，所谓的权威无非是根据不同时代人们的需要而定的。

例如，有一段时期，人们对于主食的概念就是面粉和大米，觉得只要有这两样东西，自己碗里就算是有主食的。那时候人们对于主食结构的概念，就是能吃上优质的精米精面即可，从黑馒头、黄馒头，转变成白白甜甜的白馒头就是生命饮食结构中最大的幸福感。究其原因是当时食物紧缺，生活条件差，每户人家能分到的精粮很少，陪伴大多数人度日的都是粗粮。于是大家就想：如果能天天吃上大米白面，那生活每天岂不是都跟过年一样？因为缺乏所以珍贵，在那一代人来看，精米白面的主食结构，就是最好的主食结构。所以，人们大脑的主食芯片就是精米精面构成的。

随着人们生活水平的提高，人们对营养学有了进一步的研究，在家家户户都能吃上精米精面的时代，很多营养学家又开始鼓励大家重新回归粗粮时代，他们认为精米精面在加工处理的过程中，流失了很多主食本身所带的营养元素，而粗粮中这些膳食纤维和营养素都能很好地保留下来。于是人们在主食芯片中的饮食结构理念又开始受到颠覆，尽可能地让自己回归早前的杂粮时代，玉米面、高粱米渐渐成为受欢迎的主食新宠。

时代不断向前推进，时间效率问题越来越受到大家的关注，主食产品为了能够迎合消费市场的需要，开始朝着速食结构探索。于是，诸如方便面、速食饼干、速冻饺子等一系列方便饮食产品进入大家视野。为了能够在快速解决吃饭问题后迅速进入工作状态，有很多人在很长一段时间与这些速食产品形影不离，而当时的广告宣传中的主食理念，也是打着快捷美味的旗号，不断在成本效率意识上为大家洗脑，让大家更青睐于自己的产品。当这些产品风靡一时之后，有关科研结果又爆出消息，说速食产品存在一定的安全隐患，长时间食用可能影响到人体的身体健康，严重的还可能致癌。于是人们受到这一宣传引导的冲击，又开始在不同程度上对自己的主食结构进行调整，并将自己的饮食方向偏重于时下所倡导的营养型状态。

人们对于饮食的概念，从来都是时代所赋予的，不同的时代，对主食结构有不同的理解和选择。而在这些不同的主食结构里，从来没有一个真正可以屹立不倒的权威理念。人们根据自己不同时期的需要，调整着每一天的饮食结构，并在这些饮食结构中收获着满足感。主食结构的改变往往源于时代的需要，源于时代下消费群体的需要，时代市场需求是什么样，主食结构也就必将成为什么样。

展望未来，随着人们精神文化生活的提高，经济水平的增长，大家必然会对自己的身体健康给予大力投资。除了重视主食的营养和品质外，很可能还会赋予它更高的要求。例如，能不能将食材中的营养快速有效地吸收，能不能有效地节约自己的经济成本，能不能在享受进食的过程中有效地提高生命质量和生活质量，能不能在自己的饭碗里加入更多精准营养的综合调理成分。这一切都是与时代的先进理念和潮流接轨的。

如今人们开始越来越崇尚极简主义，不论是生活还是工作，甚至连饮食也变得越来越简单，越来越精致。大家都希望能够在有限的生命时光里，省出更多的时间做自己想做的事情，于是极简式饮食结构就这样悄无声息地成为一种饮食潮流。

研究显示，未来的人们会把关注焦点放在提高时间效率方面，而这时的主食结构，又会发生怎样的变革呢？曾经有人推测，未来世界的人享用一顿饭的时间可能不会超过三分钟，但他们所摄入的营养成分却要比现在以享受美食为乐的我们高上 N 多倍。他们摄食的方式会越来越多元化，不仅仅只有入口的方式还可能是直接吸入方式，随着精准营养的研究推进，这种多元化的饮食结构，也必将得到大众的认可和接受。

那时候，人们会从饮食的享受中挣脱出来，腾出更多的时间做他们更感兴趣的事情，而饮食的作用很可能只是一种生命的必须，但这种必须中的品质含量和功能含量将成为他们最关注的焦点，他们希望用很少的时间获得最大化的利益和价值，这一理念已经渗入了他们的骨髓，而食物生产厂家也必然会在这时候迎合大众的需要，推出各种各样富有高技术含量和功能作用的精准营养食物产品。它们可以在短时间内让人体受益，增强身体的活力和能量，从而有效地帮助人们更好地工作。

但即便是这样，人们或许依然会受到权威意识的局限，从而不断地创新，不断地依照自己的需要去驯化改造食物，改良生活状态，直到达成目标，看到满意的效果。再过若干年，当时代有了更高层次的推进，说不定还会有更新型的饮食结构出现，那时人们生活的状态，应该早已经发生了翻天覆地的变化。

从原始需求到利润需求，人对食物的要求还要升华

人们最初对食物的理解，就是用来果腹的生命源泉。随着生活水平一天天好起来，这份生命的源泉就一点点地转化成了商品，人们开始利用它有了更高的利润需求，从自己的概念上将它从单一的食物划分到了商品的行业。从那以后，食品和商品有了默契的连接，品种开始繁多，需求层次也开始不断提升。这何尝不是人类的一种进步，需求的升华，带动的将会是食品产业更高层次的技术革新。

回顾我们的成长过程，就会发现，我们在不同的年龄伴随着的是对不同食物的追求。儿时的我们渴望糖果、巧克力，认为那是生命中最幸福的饮食状态；当我们步入成年，尽管这些糖果、巧克力时不时会吸引我们，但理智地讲，我们已经知道自己不能对这一切过度迷恋，科学营养的膳食才是对自

己身体最有帮助的。

　　人们一路从原始走到今天，和一个人从孩提步入成年的过程有着异曲同工之妙，起初人们对于食物的需求意识非常简单，只要能活下去，只要能填饱肚子就是生命中最幸福的时刻，那时候他们对食物没有概念，也没有要求，甚至于连有毒食物和无毒食物都分不清楚，之所以之后有了一定的食物辨别能力，那也是经历了无数血淋淋的教训而积累出来的经验财富。食物的不稳定性让他们急切地渴望能够找到更为固定的食物来源，让自己的生活更为安定，能够不至因为食物的匮乏而遭遇生命危机。

　　秉持着这样的需求，人们成为稻谷小麦的"奴隶"，通过自己的智慧，保留下最为实用的食物种子，开垦田地，尝试耕种，希望能够通过自己的努力，拥有更为稳定的食物链接资源，最终经过几番轮回的尝试和失败，他们终于成功地培育出自己的第一波庄稼，过上了农耕畜牧养殖的生活，有了稳定的食物来源，而此时他们内心对食物的需求概念也在悄无声息地发生改变。

　　但由于天时、地利、人和等多方面的原因，并不是每一户人家都能在用心耕耘之后收获丰厚的食物回报。食物产出的不均匀导致有些人家产量丰盈，有些人家却寥寥无几，为了能够赢得自己所需的食物，人们开始进行食物用品交换，这也是商业的重要开端，也是人们从原始的食物需求向商业需求转变的开始。有人善于经营，利用手里有限的资源在交换市场将自己的生活过得越来越好，而大家看到他生活的改善，便慢慢地转变自己对食物的概念和需求，希望能够通过经营模式的改变获得更大的利益。

　　当人类的经济慢慢地在发展中趋于平稳，人们在食物上渐渐有了结余，便开始本着赢得更多利润的需求，大力发展生产，经营商业，将手中的食物进行加工生产，做成各种各样的商品推向市场。小到馄饨包子铺，大到食品加工工厂，每个人在自己的食物需求理念中，都不再单单为了满足自己的胃口，而是希望利用经营食物的方式赢得利润，从而让自己过上更好的生活，做更多自己想做的事情，拥有更多自己想要的东西。

　　而花钱享受饮食的人，对食物的需求也在不断提升，他们希望自己能在摄食的过程中吃出品位，吃出文化，吃出高雅，甚至吃出生意，他们对于食物的概念也在发生着改变，由单纯的生存转变成了一种调剂生活的消费品，就此食物的性质在社会的推进下发生改变，从单一的生存需要变成了商品需要。这是人类食物变革中的跨越式进步，而随之带来的就是我们自身主食芯片的结构颠覆。

　　当人们从农业社会进入工业社会，这种食物的利润需求便显现得越来越明显，由于产出量加大，生产加工能力增强，人们对于食物的概念早已经从单一的食品，转变成了消费的商品。而有商品就有市场，市场的需求促进了商品形式向多元化发展，人们依靠食物产品向市场谋求更高额的利润，并以各种崭新的形式对自己的产品进行推广、销售，力求让更多的消费者了解、购买产品，这就是市场营销模式的开端，随着营销理念的更新和推动，人们已经渐渐接受了食物的商业化理念，大家本着自己不同的目的，不同的需求购买食物产品，希望能从中得到自己最想要的东西。

　　人们天生对新奇事物有着强烈的吸引力，创新意识是引领人们不断地向更美好世界发起冲击的前进动力。这个世界每天都在因为不同创意而发生改变，同样食物的性质也在这种创意带动下，以全新的面貌展现在我们面前，此时食物给人们的概念正在逐步向着更高层次升华，它不仅仅只是商品，还是一种创意性的作品，它可以被雕琢成各种各样的形态，富含更为丰富的物质，在满足大众的口味需求的同时，满足他们的视觉需求、文化需求，甚至猎奇需求。当人们将种种的需求综合化、条理化，就会发现自己的饮食结构也在随之发生着变化，很多人开始萌生一种想法，如何能在有效地控制成本的同时，享受到对自己更有价值更有意义的美食新体验。

　　在此时，成本概念、美食概念、功能概念被一个个地从人们创意式的大脑中诞生了，人们开始对食物新一轮的概念要求，这种新形势下的需求，将给食物带来更有活力的未来，其内涵之丰富，其功能之精良，其品位之独特，每一个细节可能都会超出我们的想象，这就是人类不断走向进步的必经之路，尽管食物形式和概念的推进只不过是内含于其中的一个成分，但它必然是其中一个重要的组成部分，因为它连接的是人类从本源就难以割舍的生命系统，人们只有在它的变革与驯化的过程中，才能将自己逐步完善，越变越好。

高效经济多样供给，预示饮食结构的新变革

经济提速，预示着一场新型的供给之战必将打响，人们理念的革新，随之而来的就是多样性的需求与期待，为了满足消费市场的需要，食品产业必然会加大力度进行品种多样化生产。而在此过程中，新型的饮食理念必将带动新型的饮食结构变革，人们对于吃饭的概念会发生改变，它会在经济理念的带动下越发在意效率，并将功能理念渗透于心。

经济发展迅速，形成了产品多样化，人们开始有了更多选择，特别是面对琳琅满目的商品，究竟选择哪一种，对于很多人来说都存在盲点。

每当人们走进超市，面对食物产品的选择，意念取舍一般都超不过三秒，也就是说三秒钟之内，人们就将对自己需要的食物产品做出选择。于是，在这个食物产品纷繁复杂的大世界里，人们的选择开始越来越迅捷，他们会针对自己的每一个选择进行思考，努力从复合型食物链接中逐渐解脱出来，寻找到一种新型的更适应自己需要的饮食结构系统，这场变革必将颠覆我们固

有的主食芯片摄食系统，带给我们与众不同的全新感受。

一顿饭该怎么吃？如何吃？人们必将会在多样性和精准营养中做出自己应有的判断。大千世界无奇不有，肚子里的胃却只有一个，怎样将食物资源进行有效利用，既满足了口味的享受，又满足了自身营养的需求，这将使人们不断探索健康饮食新理念。

当经济水平不断向着更发达的水准冲刺，人们必然会在选择多样的食品世界中去粗取精，即便是食物产品继续延续多样化的经营模式，为了迎合消费者的口味，厂家也会在食物的品质内涵上进行不断提升和探索。也就是说，未来若干年后，很可能我们见到的食品，不再是我们当下想象的样子，它代表着全新的饮食结构，全新的生活理念，全新的主食概念。面对一份食物，我们在头脑中很可能会出现两种截然不同的饮食结构，是旧式结构模式？还是精准营养结构模式？

届时，新型多样化的精准营养食品，很可能会在卖场设有专门的卖区，它会根据人们不同的需要，设置不同的购物专区，货架上依然会琳琅满目，只不过主打的核心在于食品的"功能"。全新的摄食方式，全新的品牌概念，与众不同的加工过程，都将成为它运营于食品市场的一大亮点。

经济越高效，食物供给的层次也会更高效，人们会对碗中的食物不断提出要求，这就是为什么开发食物功能会成为日后食品加工业越来越紧俏的生产项目。例如，从营养角度来说，每个人一天所要摄食的食物有很多种，偏偏有人在口味上对一些食物嗤之以鼻，但依照新时代，人们在健康理念的高层意识，全面吸收营养早已经被纳入自己每一天的合理膳食之中，缺少什么，自己都是心有不甘的。

那么，到底该怎么解决这个问题呢？

假如既要保证营养不流失，又要保证口感美味，还要具备一定的功能效应，这就需要生产厂家在丰富的食材中不断提炼、加工、驯化，既要让人们吃得舒心，又要让精准营养有所显露，还要让大家在概念上觉得自己不是在吃零食，这对于精准营养而言，挑战是相当大的。但即便是这样，本着创建全新饮食结构的理念梦想，人们也绝对不会停下自己创新的脚步。

对于当下的很多人来说，吃饭这件事已经不仅仅只是吃饭，更多的还要体现自身的品位，拥有一定自身受益的价值，正如起先人们在对食物进行加工时，主要考虑的是能够有效促进自身机体吸收和耐受的能力，让食物营养能够在身体里更好地吸收。而饮食结构的延伸，本身就是人们开发自身潜在功能的延伸，人们希望运用饮食的方式让自己变得更好，不仅仅是吃得心情舒畅，还希望吃完后的若干天都能持久具备充沛的精力和喜悦的心情。

事实上，当下已经有很多人对饮食结构提出了各种各样的希望，本着需求不同的原则，每个人的心中都有一个与众不同的精准营养。而这一切都为精准营养的未来提供了很好的发展契机。需求越多，产品越是要力求精准、与众不同，它预示着精准营养多样化的发展方向，也意味着它将为食品市场带来别具特色的新气象。

从单一性饮食走到多元化饮食，人们之所以能迎来美食产业百花齐放的新局面，源于这个世界整体的经济实力的迅速提升。供给种类多了，机械化生产更有效率了，人们解放了双手双脚，才会有更多的时间将时间和精力投入更富有创意的课题开发中，在诸如科技、营销、创意、设计、广告、传媒等载体运作下，人们生活的各个方面都在无形中发生着变化。新型理念破土而出，固有的理念便随之被替代，一点点地土崩瓦解，人们的思想也在时代的变革中不断地更新。

时下最流行的一句话是："我看的不是过程，我要的是结果。"随着经济的迅猛发展，人们在理想追求上将更偏重于高效，也更看重效果，这种渗透到潜意识里的需求，会促使很多商业体系，提前采取行动，填补市场空白，激发消费群体更深层次的购买力。

目前人们对于饮食结构领域的希望很多，设想也很多，对未来食物的期待更是五花八门，人们开始越来越渴望能吃上自己想吃的食物，而这种食物能够给他们带来全面的新鲜感和能量感，同时希望自己能够通过吃饭，迅速达到自己的健康需求，提高自身的生活品质。当然其中所包含的内容甚为深广，除了健康问题以外，还包括情绪调节、容颜不老、个人品位，乃至生活理念等诸多问题。这一系列的问题都可能在未来世界成为现实。

时代多样化的供给，强化了人们发散式的思维方式，而这种活跃的创意氛围，必将为人们的未来带来更多的惊喜。面对新型的饮食结构，我们不妨放开胆子去畅想。

在这个越来越趋向利益化的时代，食物经过创新运作，将以一种新型的理念面向公众，而在这一全新面貌的推动下，我们的一日三餐也将会紧跟着发生变化的。

价格与价值的升级，明确主食精准营养的目标

如今但凡是货架上摆的商品，都会明显标注价格。任何商品，有了价格才说明在人们心里存在一定的价值。同样，食品在这个商业化的社会，流通的方式也是如此，而一份食物到底具有多高的价值，应该评定在一个怎样的价格，每个人的心里都有一把尺子。当精准营养打进市场，带动的是价格与价值升级，其食物中内涵的科技成分，必将颠覆人们原有的摄食理念，而这一切都将是精准营养明确的前进动力和晋级目标。

众所周知，任何产品的价格都是以价值来定义的，而价值始终都围绕着人们在这一时代中的需求发生改变。由此我们不难判断，在时代前进的过程中，产品的价格和价值也在进行着不断的调整和升级，越是能够满足大众需求，帮助大家解决实际问题的产品，越是能够受到消费群体的追捧，不管这种产品是生活用品、办公用品，还是仅仅我们三餐碗里的那顿饭。

翻阅历史，过去人们对于食物价格、价值的概念，都是以实物为标准的，菜就是菜，肉就是肉，粮食就是粮食，之所以有价格的浮动，是因为市场上的某一类物品发生了紧缺状况，正所谓物以稀为贵，因为别人手里没有，自己手里的有限，而这有限的资源又是大家都想要和需要的，所以价格自然就有所提高了。此时，食物的价格与价值，就在原有基础上出现了升级，人们在消费水准上也拉开了层次，眼前原本没有价值概念的食物，在人们无形的经济调控之下，有了价格的杠杆。而此时的人们，也在这样微妙的商品经济调控下，对眼前的物品有了高低贵贱的概念，知道自己只能买到力所能及的那一类用品和食物。这就是食物价格与价值升级的第一个开端。

当经济水平达到一定的高度，为了更好地迎合自己的口味，也为了更好的顺应市场的需求，人们开始对手中的食物进行驯化和加工，但有加工就会有成本，当人们把食材经过进一步的加工变得更有味道时，这种加工出来的产品，相比于本源食物产品必然会在价格上有所升级。起初人们对于食物加工的探索所产出的成品，价格昂贵。例如，当时豆皮的发明者，是先将豆子研磨，烹煮成浓浓的豆浆，只取浮萍涟漪出来的那一层薄薄的皮为原料，进行再次加工烹制，做出一道道美味佳肴。这个过程，食物不论从营养价值，还是生产价值，成本都在提高，而其所体现的价格自然也会呈现上升趋势。

进入了工业时代后，人们发现食品加工越来越趋向于机械工业化，整个食品的生产成本没有增加反倒降低了。快速的加工生产带动了手工劳作，是人们身体功能的延伸，在大量生产的同时，有效提高了效率，不但可以满足更多消费者的需求，还可以做到以低成本养活更多的人。这个时候，市场经济调控开始在食品经济中发挥作用，大量商品的涌入，迫使消费者不得不针对食品的价值和价格做出自己的选择。此时的商品价值体现在自己需要的程度，自己能从中受益多少，自己的付出与回报是不是真的成正比等。假如这时候食物产品的价格能与消费者心中的价值相等，那么它会顺利地纳入市场需求的主流，如果相反，那就很可能面临被淘汰出局的命运。而此时食物的价格与价值，又面临着新一轮的革命，人们在自己的食物产品选择上，一次次订立新的目标，有了更为高层次的选择和需求，这也导致食物产品在价值与价格方面不断做出调整。

随着时代的进步，人们对于饮食品质的要求也在不断升级，从单一的口感、营养、用料上升到简洁、效率、功能的层次，要想更好地实现这一层次的需求，就必然会采用更为高精尖的科学技术，形成智能化、精细化的产品加工产业链接，将食材不断地提炼、浓缩、驯化，直至达到具备一定精准营养的标准。毋庸置疑，在这一生产过程中，起初的精准营养食物产品，不论是从价值、品质，还是从价格上，都比一般食物产品要高很多的，有些甚至可能瞬间高出十倍甚至几十倍。但随着生产技术的进步，尖端科技适应了产品机械化生产，产品成本必然会随着技术的普及而做出调整，当成本随着技术的提升而降低下来，精准营养饮食也就更容易普及平常百姓家，它的定位将不再高端，而是一种普及常见的大众产品。

同时，为了更好地顺应大众消费者心理价位的寻求，其价格内容和成本内容也会随之做出调整和完善，力求既能做到消费者满意，又能保证产品品质，同时还能为生产厂家创造利润。而此时产品价格与价值的调控，也必然会升级到一个崭新的层次。

我们都知道，一件商品到底有没有价值，是依照一个人对这件产品的需求欲望而定的。价格与价值定义在人们的心理需求，正如曾经有一位推销员将一把斧头以比同类产品高出几倍的价格卖给了当时的美国总统小布什，其成功的主要原因就在于他很好地掌握了人们对于物质商品的消费心理活动。而精准营养饮食时代也是如此，它的价值体现，在于是否能够迎合当时消费者内心的消费需求，是否在他们关注的效率、精准营养等方面发挥到位的效果和作用，此时的消费者会对眼前的食物进行自己的价值估位和判断，在明确自己购买目标的同时，赋予眼前的食品最有建设意义的选择定位和价格定位。而这些数据的生成，无疑将是食品经济中，新一轮的价格、价值升级，引领着时代新的目标，向未来不断探索迈进。

永恒的主食晋级目标：健康

　　食物对于人类而言，它从生长到成熟，头等大事就是为了人类的生存和健康服务的，经济条件越好，人们越注重健康。因此，健康在食物产业链中，将是一个永恒的晋级目标。这一现象在精准营养时代，将会尤为明显，因为它的产生本来就是为了大健康服务的。

　　如今人们都很崇尚健康的生活，可什么是真正的健康，很多人心里都没有一个百分之百正确的概念，对什么是健康还存在盲点，每个人都想拥有健康，但却不知道怎样才能获得真正的健康。

　　世界卫生组织提出了健康的四大基石：合理膳食、适量运动、戒烟限酒、心理平衡。而从古中医角度而言，人体真正的健康状态，无异于吃得下、睡得着、排得出。由此可见，不论是过去还是现在，合理的饮食都是人类获得健康的重要环节。如何让自己吃好吃对，吃得合理，吃得营养，是人们在食物领域永恒不变的探索方向。

针对健康这个话题，不同年龄段有不同年龄段的需求，例如，人处于儿童时期，身体处于生长发育阶段，这个时候最需要的是补充钙质，以及锌、铁、硒等微量元素，促进骨骼发育及大脑发育，因此，这个时候所要搭配的健康饮食结构，应该更偏向于这一方面。而成年人工作压力大，能维持他们保持身体健康状态的，更偏向于膳食纤维、维生素 B 族，以及能给他们带来情绪调节的促进大脑多巴胺、内啡肽形成的食材元素，这些食物的调节有利于他们在生活工作中保持身心平衡，能够积极乐观地应对挑战。而到了老年，因为人体机能减退，精血气不足，他们的食物搭配则偏向于补充元气，抑制延缓细胞衰老的食材元素。倘若此时一切打乱，不尊崇生命的客观规律，那么对于维系健康饮食来说，绝对是有难度的。

如今市面上有各种各样的饮食保健营养品，适应于不同的人群，不同的年龄阶段，不可否认，这是人类在饮食生活中的一大进步。大家开始知道针对自己年龄段的特点，选择最适合自己的饮食搭配，努力让自己变得更健康、更有活力。这类产品能够受到大家的追捧，除了广告宣传到位以外，最核心的一点是他们抓住了消费者的一个关键性的消费心理，那就是："尽管我对营养健康知识并不专业，但是我希望借助专业的营养配方达到自己满意的健康状态。"而这一理念也将为今后的精准营养提供新的发展思路。

正所谓三百六十行，行行出状元。我们来到这个世界上，从事不同的职业，尽管他们不是专业的营养师，也不具备多么高深的医学养生理论，但在每个人的心里都在渴望着一个健康的身体，这就是成就消费利益最大化的核心源泉。当人们的经济水平提高，首先想到的就是能够通过对消费的投入，让自己的身体保持在健康状态。越是发达的国家，人们越是对自己的身心健康加大投入，同时也越是希望以最方便的投入方式获得健康的最大收益。

当前我国面临的健康难题主要有三个方面：一是慢性病发展趋势扩大，二是中国在渐渐步入老龄化社会，三是年轻人迫于工作压力和生活压力，亚健康状态开始越来越严重。

面对上面三个方面的严峻考验，人们首先想到的调整方法就是饮食，可就饮食方面而言，一是自己知识储备量不足，二是不愿意投入太多的时间成本。在这种情况下，要想实现他们的健康饮食需求，厂家首先要做的就是针对他们的问题订立最适合的主食配方，再通过配方研发产品，生产出满足大众不同需求的精准营养，以此来更好地为他们的饮食健康需求服务。这是一个饮食由单纯的美食概念向健康概念晋级的过程，而随之所衍生出的产品，将在人类大健康建设上发挥积极作用。

现在很多人因为工作忙忽略了饮食问题，也有一些人因为一味地追求食物的口感而忘记了健康的重要，还有一些人对如何摄食营养的知识有所了解，却出于各种原因无法按照要求实行。人们渴望拥有健康，却不愿意在健康上投入太多的时间成本，假如有一种食品能将身体健康状态和成本有机地结合在一起，那么必将会迎来不错的销售市场，说不定还会引领出一个崭新的大众饮食概念。

适应这个时代的健康理念，包含的范围很深、很广，一碗饭的内涵，除了食物成本还有时间成本、效率成本、功能成本，只有让这碗饭在满足健康需求的同时，又能很好地调节以上诸多的成本需求，才算实现了人们对健康饮食的需要。

要想达到这个目标，人们就必须将自己碗中的食物不断地进行驯化升级，开发它的功能，最大化地为自己的需要服务，为自己思维意识中最划算的健康生活状态服务。他们希望自己碗中的主食，融汇了最为科学的营养学理念，融汇了最富有科技含量的精华物质，让自己不用花费过多的经济成本和时间成本就能达到拥有健康的身体。这是当下大多数人追求的健康生活循环系统，他们希望在这样美好的生活系统和饮食结构下，能为自己和这个世界创造更多的利润价值，因此，在饮食方面，如何有效地开启它更强大的功能将会成为科研者主要研究开发的方向。

不同时代有不同时代的健康理念，在食物的世界里，没有权威也没有专家，它或许只是人们在经验生活和顺应时代发展的过程中，针对自己的需要，不断地利用所学的知识和技术，对自己意识中的健康状态进行改良创造的过程。但不管怎样，随着科学的不断前进，健康意识将不断以全新的思想理念根植在每个人的心里，而这也将成为未来精准营养食物不断晋级的强大动力和永恒目标。

第三篇

主食系统的推进
——时代共享，高规格主食里蕴含的高科技

人类对食物的加工过程，无非是自己身体的各项机能延伸，例如，将食物榨汁是胃部消化系统的延伸，粉碎是我们牙齿咀嚼功能的延伸，随着高新技术的不断迈进，这个时代将给我们带来更多超乎想象的新理念和新发现。科技水平越高，带动人们的生产力水平也会不断提高，而随之改变的就是我们每个人的生活。人们的生活条件好了，碗中餐的规格自然也会高起来，而在高科技加工驯化的影响下，我们所见到的食物很可能会以全新的面貌出现在我们眼前。当它以一种资源的形式，成为时代共享的一部分时，我们的人生又将因为它的演变而发生怎样的变化呢？

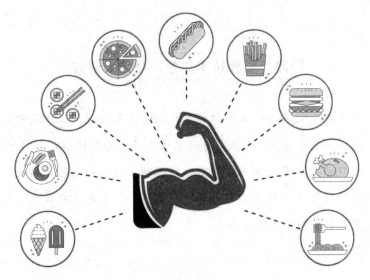

第七章
人体功能的延伸，低成本高效率的饮食方式

为了能够让自己身体越来越健康，生活质量越来越高，人们对食物的要求一定会上升到一个全新的高度，如何能够以最低的成本，赢得高效的利益收益，将成为日后饮食结构模式所要攻克的重要环节。在这个过程中，食物的驯化加工将成为大家关注的焦点，如何能够有效地将食物营养加以利用，如何真正开启食物的功能大门，一个个核心环节，对人们生命的明天都很有建设意义。

粉碎、研磨技术让牙齿获得了解放

从人类发明第一个工具的那天起，它就已经成为人体某项功能的延伸，而某项技术的发展，也必将促进其向更有效率的方向升华。就拿粉碎研磨技术来说，它就是一种有助于我们人类牙齿解放的发明创造，它让我们的消化变得越来越简单，摄食越来越精良，自然也就更容易达到健康的目标了。

当人们掌握了一定的农业生产技术，新的问题就会一个又一个地出现在他们面前，种出来的稻米，壳子怎么去掉？怎样才能更方便自己下咽？怎样能够让身体从中吸收到更多营养？怎样吃才算是最科学最有效率的饮食方式？这一系列的问题，每分每秒都在激发着人类的创造和灵感，使他们最终创造了神奇的食物加工工具，拥有了更为优质的生活状态。

就拿我们都熟悉的石磨来说吧！磨，最初叫作硙（wei），汉代才叫作磨。从新石器时代，到殷商时期，人们对谷物的加工都处于原始状态。想吃上精细一点的粮食，就只能使用碾棒、杵臼等对谷物进行粗加工，但难以提供大量去壳净米。到了周朝，硙（wei）出现了，它开启了谷物加工的新篇章，成为食品加工史上的一次腾飞。它彻底改变了人们的饮食状态，大家通过它对谷物的加工，碗中餐变得更加精细，身体也变得更加健康。

传说石磨是当年的发明家始祖鲁班爷创造，他可以说是中国古代第一位优秀的创造发明家。因为生在春秋战国时期，所以父母给他起名公输班，因为他是鲁国人，所以大家就叫他鲁班。据说现在木工用的锯子、曲尺等用具都是他发明的。他在世的时候，非常爱开动脑筋，解决了不少老百姓生活中的难题。

鲁班的时代，人们要吃米粉、麦粉，都是要把谷物放在石臼用石棍使劲地捣碎，加工好半天才能得到那么一点点。鲁班觉得这样的方法实在是太费劲了，而且捣出来的东西也不均匀，于是他决定找一种用力少收获大的好方法，来替代那些笨拙的加工工具，能够让食物入口的时候更加细腻，更容易消化。

于是他用两块有一定厚度的扁圆柱形的石头制成磨扇。下扇中间装有一个短的立轴，用铁制成，上扇中间有一个相应的空套，两扇相合以后，下扇固定，上扇可以绕着轴转动。两扇相对的一面，留有一个空膛，叫磨膛，膛的外周制成一起一伏的磨齿。上扇有磨眼，磨面的时候，谷物通过磨眼流入磨膛，均匀地分布在四周，被磨成粉末，从夹缝中流到磨盘上，过罗筛去麸皮等就得到面粉。

这项发明一问世，可谓是大快人心，人们再也不用因为想吃一点点米粉而费劲地工作，即便到了今天，很多农村人依然在用这种工具磨面，问及原因他们的回答是："总觉得用这种方法研磨出来的东西，吃着更香更甜。"

1968 年，在河北省保定市满城汉墓中，出土了一架距今约 2100 年的石磨，是一个石磨和铜漏斗组成的铜、石复合磨。这是我国迄今所发现的最早的石磨实物。也就是说，在 2000 多年前，我们的祖先就已经在粉碎研磨加工技术上创造出了辉煌的技术文明。

随着时代的推进，很多人家里都购置了先进的食材加工电器，比如，自制豆浆机、食物搅拌机、榨汁机等，这些高科技产品，在很大程度上降低了我们在厨房里忙碌的时间，提高了我们的生活效率，同时也能帮助我们在饮食方面吸收到更全面、更精细的营养成分。为了打破时间和空间的界限，如今的食品加工电器开始与我们如影相随。例如，现在市面上已经出品了一些榨汁机一样的饮料杯，它小巧方便，只要是买上一颗水果，切好放进杯里，经过一分多钟的处理，你就可以随时享受到一杯口感酸甜的鲜榨果汁。

粉碎研磨的食品加工工具之所以那么受人青睐，主要原因是它有效地缓解了我们牙齿咀嚼的压力，让我们在进食之前，提前对食物进行精细加工处理，然后再送进嘴里，我们运用自身的咀嚼功能时就会感觉更轻松、更容易。当然这种技术还可以延伸到医疗大健康的层次，面向一些有更高需求的患者，由于各方面的原因，他们在吃饭的过程中很难通过咀嚼功能对食物进行加工处理，而这个时候，具有粉碎研磨功能的食物加工工具无疑对他们是一个福音，它们此时的角色就相当于患者的牙齿，为他们将食物提前进行研磨、粉碎，这样他们再进食的时候就省去了无法下咽的烦恼。

　　我的一个朋友的老母亲没牙，很多东西都吃不了，又因为身患重病而住进医院，医生经过诊断，说老人现在状态有些营养不良，需要多补充营养。无奈之下他买了一台食物粉碎鲜榨机，每天把豆类、肉类等各种营养物质打成粉末，再放入热锅中炖煮带给老母亲吃，时间一长，确实看到了效果，以前有气无力的老人，终于可以时不时地睁开眼睛，跟儿子说上几句话了。

这就是科技带给人们的福祉。当时代不断向前迈进，一定还会衍生出更为新型的粉碎研磨技术，它的效率和加工的先进程度更高，让我们拭目以待吧。

中医药的源头，食物提炼萃取技术

中医讲究"治未病用食疗"，在中医的医典里，所谓的药大多都是食物，这也正应了那句"药食同源"的理论。食物之所以称为药，过程在于对其功能进行进一步的提炼和加工，所谓制药，制的过程就是一个对食物加工的过程。从这一点可以看出，中医的制药过程，经过理念的革新，完全可以变更到一个全新的饮食结构层次，它所引领的全新理念，将会把我们带到一个更健康、更幸福的美好新时代。

说到底，人最难降服的就是自己的情绪，正因为如此，想让身体长时间处于一种平衡状态，就需要一些药物的介入，先把身体的状态调整好。状态好了自然情志也会跟着有所改变，身心合一，灵魂与身体和解了，病自然也就没有了。

我们小时候生病，父母免不了要带我们去看中医，那时候大夫开了药方，回来以后家长就会准备一个大砂锅，将药材进行煎煮，先将药物进行浸泡，然后熬了又熬，最后熬出一碗黑乎乎的东西逼着我们服下，而这就是中药最原始的浓缩技术。

经过一系列的观察和实验，古人发现这种老旧的浓缩方法对中药材而言，其实是一种极大的浪费，很多药性并没有发挥出来，就被我们当作药渣子给倒掉了。于是他们开动脑筋，下功夫对药材进行进一步的精华提炼。

就现代科技而言，相比于古人，都有哪些前沿的科技萃取技术呢？中药的化学成分十分复杂，既含有多种有效成分，又有无效成分，也包含有毒成分。提取其有效成分并进一步加以分离、纯化，得到有效单体是中药研究领域中的一项重要内容。

注射用薏苡仁油是国家新药"康莱特注射液"的原料药，原工艺采用有机溶剂提取，得率低、纯度低，每年还要消耗数百吨的丙酮、石油醚，需要上万吨的石油能源支持，对环境有一定污染。

通过长时间的专项课题研究，人们找到了提取其精华成分的有效方法，即超临界流体萃取法。这是世界范围内近30年来最为新兴的研究热点，其主要原理是指一种气体，当其温度和压力均超过其相应临界点值时形成流体状态，称超临界流体，它的密度接近于液体的密度，具有较高萃取分离能力，从而能达到提取分离有效成分的目的。在当下能源紧迫，环境污染问题日益严峻的当下，这项技术在医药、食品等领域具有很广阔的实战空间。很多最为精华的元素通过这样的高端萃取技术，被逐项提取出来，这很可能是我们花费大量金钱和时间，购买大量药材，用原始萃取方法所无法达到的。

当然这样的中药萃取技术，也不一定仅仅只适用于药品的萃取，在不久的将来，它很可能会直接普及于精准营养的制作工艺当中，各种食材的精华，经过高科技的萃取技术，被逐一提取加工，成为摆在我们面前奇特的新型主食形式。

尽管我们不能保证这种主食芯片中的新型饮食结构能够彻底代替药品根治我们的疾病，但至少它的食物精华成分一定可以很好地改善我们的健康，要比现在旧版的饮食结构更贴近健康，也更贴近我们最渴望实现的内在需求。

保质技术，大幅度提高军队战斗力

对于军队而言，常年野战在外，最重要的一个环节就是粮草问题，再健壮的士兵，几天不吃饭在作战上也就没了心劲。可这么多的食物，一旦过了期，情况就会更糟糕的。因此，对于军用食物而言，如何最大限度的延长保质期，将会成为提高军队战斗力的重要环节。两军交战，拼得不光是胆识、有耐力，还有食物这个坚强的保障。

有点常识的人都知道，食物买回家一定要抓紧时间吃，否则很容易变质，变质的食物中所含有的霉菌，吃到肚子里很容易拉肚子，更有甚者还可能诱发各种疾病。那么究竟有什么方法能够有效地抑制食物腐烂，并延长它的保质期呢？这一点不单单是我们老百姓的愿望，对于提高军队粮草核心战斗力来说，也是相当重要的一部分。因为战事一开，谁也不知道自己会在战场上待多长时间。

1790 年，法国军队在拿破仑率领下远离他乡与他国作战，因为战线太长，所以手里的粮食还没送到前线就已经变质了。为此，法国军队成立以科学家为委员的军用食品研究委员会，专门针对军用食品的保质问题，进行立项研究。1810 年，法国 N. 阿培尔发明了食品罐藏法，这对于早期军用食品的研究是一个非常重要的成果。

　　此后的100多年里，食品科学、营养学的发展，维生素的发现，为军用食品研究奠定了更为坚实的理论基础。直到第二次世界大战期间，美军在军用食品方面走上了系列化的轨迹，他们根据作战环境不同，来系统地进行通用、特种和救生食品的研究，根据供给人数的不同进行单兵和集体食品的研究。

　　1941—1945年，美军已经研制出了23种军用食品，其中著名的有供应急用的D口粮块、C口粮和供伞兵和坦克兵使用的K口粮。而当下各国的军用食品也在进行着不断的研究和改良，希望能够在延长保质期的同时，为战士们提供最营养、最健康也最能保存作战实力的军用口粮。

　　如何能够更有效地提高食品的保质功能呢？从科学角度而言，食品在物理、生物化学和有害微生物等因素的作用下，很可能会失去固有的色、香、味、形，最终出现腐烂变质的现象，此时有害微生物的出现和作用是导致食品腐烂变质罪魁祸首。从生物角度来说，人们把蛋白质的变质称为腐败，将碳水化合物的变质称之为发酵，将脂类的变质称之为酸败。但这一切都是可以通过物理方法和化学方法加以解决的。

　　例如，我们可以通过物理方法，对食物进行低温冷藏，或加热风干，或是辐射等物理方法，有效地达到杀菌、抑菌的作用。在化学方法上利用的就是化学药剂，也就是我们通常概念中的防腐剂。但随着大家健康意识的增强，人们对那些添加了防腐剂的食品越来越担心，所以人们渴望发现一种对人体更为安全，无毒无害的食物保质产品。于是人们继续不断研究，发现了一种可以利用生物本身进行生物代谢，具有抗菌作用的天然物质的新型防腐剂，这种防腐剂有效地提高了食品的安全性，它是纯粹意义上的生物防腐剂，目前开发应用最为成功的一支名为乳酸链球菌素。

乳酸链球菌产生的一种多肽物质，由 34 个氨基酸残基组成，由于乳酸链球菌素可抑制大多数革兰氏阳性细菌，并对芽孢杆菌的孢子有很强的抑制作用，食用后在人体的生理 pH 条件和 α-胰凝乳蛋白酶作用下可以很快水解成氨基酸，对人体肠道内正常菌群以及产生如其他抗菌素不会造成任何影响，更不会与其他抗菌素出现交叉抗性，是现在对人类最安全的食品防腐剂。

假如有一天，我们再不用担心食物短期内会出现变质问题，而且防腐物质也能做到全面安全化，那么生活将会发生怎样的改变呢？这种改变首当其冲最实用于军用食品，在战场上谁的食品保质期长，就意味着谁能够在保持战士体力的同时，为争取最后的胜利传递力量，赢得时间。

展望未来，或许在不久以后，我们的科技研发就能很好地解决食物变质的问题，我们所购买的食物，加上一些类似纯生物制作成的粉末，或者仅仅只需像清洗碗碟那样，用它对我们所摄食的食物进行清洗和浸泡，几分钟后这些食物就可以保质很长时间，甚至几个月都不会出现腐烂的现象，这种先进的技术产品不仅仅会运用到军事航天领域，还很可能走进千家万户。

发酵，调味技术让老树开新花

论及我国发酵的技术，那绝对可以算得上历史悠久。人们运用这项技术，将自己的生活变得更加丰富多彩，也因此创造了绚烂的饮食文化。这项技术在高新科技的演变下，变得越来越富有神奇魔力，它让我们的调味品更加安全，更富有新鲜的时代感，也带给我们更美好的饮食憧憬和更高层次的生活享受。

　　说到发酵技术，恐怕很多朋友都不会陌生，这种对食物的驯化技术，具有悠久的历史。夏商时代，人们已经懂得如何用发酵技术来酿酒，周朝的时候，人们已经学会了如何用发酵的方法来制作酱料。到了汉末，人们已经知道如何将发酵的技术应用到面食制作上。

　　在北魏时期，贾思勰的《齐民要术》中清楚地记载了"作饼酵法"的面食发酵制作工艺。书中云："酸浆一斗，煎取七升。用硬米一升著浆，迟下火，如做粥。六月时，溲一石面，著二升；冬时，著四升作。"在那个时代，人们就已经利用易于发酵的米汤作引子来发面了。作者不仅细致地记录了酸浆的方法，还说明了不同季节不同的用量。由此可以看出，我们祖先在饮食方面具有博大精深的造诣和才华。

　　那么中国传统发酵食品的发展是怎样的呢？可以说，中国传统的发酵食品可谓历史悠久，种类多样，其中比较常见的发酵食品有发酵乳制品、豆制品、肉制品等。而且，我国传统食品发酵体系通常都是由一种或是多种的微生物所构成的，一份食材，所处的微生态环境，所产生的微生物种类，都直接关系到发酵制品的气味和品质，这些它们之间互相关联、互相影响，每一个细节都显得尤为重要。

　　发酵食品在食品加工过程中因为有微生物或酶的参与而形成一类特殊食品。特异性营养因子有提供小肠黏膜能源的谷氨酰胺，提供结肠黏膜能源物质的短链脂肪酸，以及亚油酸、精氨酸等，可以有效地促进人体肠道蠕动，在胃肠道形成保护膜，更好地呵护我们的人体健康。

　　目前，发酵工程已经广泛地被大众接受和了解，其所涉及的产品也已经大量投放市场，特别是在食品领域，整个发酵的过程所运用的科学技术也越来越先进，通过对微生物特征的相关研究分析，发酵技术正在为人们的日常生活和生产作出卓越的贡献。

发酵工程又叫微生物工程，是指传统的发酵技术与 DNA 重组、细胞融合、分子修饰和改造等技术，结合并发展起来的现代发酵技术。这种技术不但可以改变食物的口味，同时可以有效地提升食物的营养价值成分，将食物内在结构、菌群、内在分子进行重组，最终让食材在驯化的过程中实现老树开新花的神奇效果。

其实，发酵工程在食品加工上取得很大的成功，下面就让我们一起来看这些具有强大精准营养的酵素产品吧。

第一种，人工合成的色素和香精

在人工合成色素香精领域，单纯地从植物中萃取食品添加剂，所要付出的成本是相当高昂的，而且即便是愿意加大投入，材料来源也是非常有限的。于是很多商家开始渐渐偏向化学合成法生产出来的食品添加剂，可是，虽然成本降低了，却对人的身体健康带来了危害。面对这样的问题，又该采取怎样的解决方式呢？

如今生物技术，尤其是发酵工程技术已经成为食品添加剂生产的首选方法。目前，利用微生物技术发酵生产的食品添加剂主要包括维生素、甜味剂、增香剂和色素等方面的产品。在发酵工程运作下生产出的天然色素、天然新型香味剂，正在一点点地取代人工合成的色素香精产品，这也是很多生物科研项目长期致力的食品添加剂研究方向。

第二种，红曲色素

红曲色素是目前市面上最为廉价的纯天然食用色素，它是以大米为主要原料，利用红曲霉进行发酵产生的红曲色素，这种色素运用在食品中无毒无害，非常健康。有的企业将红曲霉的液态发酵和固态发酵有机地结合在一起，生产出的红曲色素色价可达到 6000u/g。这不得不说是我们天然色素加工产业中的一次跨越式进步。

第三种，虾青素

虾青素是类胡萝卜素的一种，是一种较强的天然抗氧化剂。与其他类胡萝卜素一样，虾青素是一种脂溶性及水溶性的色素，这种色素在虾、蟹、鲑鱼、藻类等海洋生物身上都能找到，故名虾青素，因为它抗氧化能力强，是维他命E的550倍、β-胡萝卜素的10倍，所以常常以保健品的形式与大家见面。

目前生物科技已经能从红发夫酵母发酵后分离、提取制得。它具有很强的抗氧化性能，具有抑制肿瘤、增强免疫力的保健功能。

第四种，味精

味精是我们老百姓餐桌上绝对不能缺少的调味料，它的提鲜功能至今没有任何佐料能够取代，而当下的生物科技，使用双酶法糖化发酵工艺取代传统的酸法水解工艺，这样可以在原料利用率上提高百分之十，而且食用更安全健康，目前已经广泛地运用在味精生产上。

第五种，氨基酸生产

过去的氨基酸生产都是采用动植物蛋白质提取和化学合成法生产，当下的基因工程和细胞融合技术，可以经过有效的技术功能处理，将技术生成的"工程霉"进行有机发酵，这样一来，氨基酸的生产成本压力就大幅度得到缓解，不但产量成倍增加，而且还减少了污染，成为确确实实的环保产品。

第六种，调味品的纯种和复合菌种发酵

目前，日本已经开始利用纯种的曲霉发酵技术进行酱油的酿造，作为原料的蛋白质利用率高达85%。而我国的生物公司研发的复合曲种，也早已经应用到了酱油、醋类、黄酒类等食品的发酵生产中，这一曲种发酵技术大大提高了原材料的利用率，同时也缩短了发酵的周期，对改良产品的风味和品质有着非常显著的成效。

时代在不断地向前推进，当年的发酵作坊，如今已经形成系统的产业，甚至成为微生物工程下一个具有里程碑意义的科研项目，相信在未来的时间里，科技对食物的驯化发展将会给我们带来更多的惊喜，能让我们在品尝到更健康、更纯正的食物的同时，身心焕发出有激情的活力和能量，当身体再也不必遭受有害物质的侵袭，一切的食品添加剂都在科学技术的高效处理下变成了绿色生态的环保食材时，相信我们的生命和生活品质也会不断地提高、不断地优化。

层层递进，美好的精准营养时代

寻味人类发展的历程，我们的内在需求随着生活条件的递进而不断升华，需要寻找到能够让我们拥有更好生活的一切，其中也包括碗中的食物。当精准营养逐渐被大众接受和关注，它的发展也必然会呈现层层递进的状态，我们渴望拥有一个更美好的食物时代，它来源于我们对高质量生活的渴望，也因此改变了我们固有的思想。

在食物贫乏的时期，我们面对碗中饭的时候，脑袋里第一个问题反映的是："这顿饭我能不能吃饱？"如今我们再面对碗中饭的时候，脑袋里反映的则是另一个问题："我能从这碗饭中得到什么？"可千万不要小看了这一细节的变化，它可以说是我们思想的一个重要转变，是我们从简单的基础性饮食向高标准精准营养饮食转变的过程。

随着人们效率意识和收益意识的提高，在膳食方面，人类必然会迎来一个崭新的时代，人们会越来越在意食物的功能，更崇尚其内涵的效率和作用，能够立竿见影地让大家在吃饭的过程中看到它所承诺的效果，这无疑对很多人来说都富有吸引力。假如真的有这么一种针对自己的问题打造出来的精准营养，只要每天认真吃饭就可以实现自己的健康目标，那么想必任何人都不会推辞拒绝。

回顾精准营养的历史推进脉络，我们就会发现，从食物诞生的一开始，人们就在为提升食物营养品质这件事而不懈地努力着。

第一代功能食品（强化式食品）

这类食品根据不同群体的营养需求，有针对性地将各种营养素添加到食品当中去。例如，红极一时的高钙奶、乌骨鸡、螺旋藻等，这类食品对身体能够起到一定的滋补作用，对人体的健康具备一定的强化作用。

第二代功能食品（精准营养初级食品）

这类食品经过科学的人体生物实验，证明该产品具备一定的强健体质的功效，例如，我们耳熟能详的调节女性更年期的口服液，提高老年体质的液状营养品等。

第三代功能产品（精准营养中级食品）

这个阶段的食品不仅需要经过人体生物实验证明该产品具有一定功效，而且还需要查清具有该项功能的功效成分，以及该成分的结构，含量是多少，作用机理是什么样的，在食品的配伍和稳定性上是不是可靠。我们常见的深海鱼油、纳豆、大豆异黄酮等，就是这一类精准营养食物的代表。

第四代精准营养产品（精准营养高级食品）

如今精准营养即将迎来第四代高级食品阶段，它的形式更为多样，科技含量更高，更利于人体吸收，而且很快能看到效果。

举个例子来说，现阶段在医院临床就在进行着这方面的实验应用，由于一些患者身体里缺少一些必备菌群，造成了营养不良等健康问题，这时医院便从食物上提取于人体相对应的菌群进入溶液，经过高端生物科技处理，然后将菌群在培养机中进行培养，制作成类似于胶囊一样的食物，让患者定期服用，以此帮助患者注入新的菌群，促进人体健康菌群的生长。目前这种技术已经面向医院推广普及，已经收到了很好的效果。仅以此技术向未来展望，我们可以想象到，当真正的精准营养时代来到的时候，我们的内在主食芯片体系将会受到怎样的思想风暴洗礼。

下面就让我们一起来看看当今科技下，人们针对精准营养进行了怎样的研发和尝试。大米是我们中国人最熟悉的一种主食，随着加工技术水平的提高，人们都会对碗里的米饭提出更高标准的要求，也更愿意倾力尝试能够改善自己身体健康的新鲜事物。而现如今，市面上已经悄无声息地研发出了多款新型的精准营养大米，这些大米针对不同人群的需要，在进行加工的过程中采取了多项前沿的科学技术，最终将我们碗中的饭食，转换成了一种全新的饮食健康新理念。

那么什么是精准营养大米呢？它是指具备一定调节人体生理功能、适宜普通人群食用，又不以治疗疾病为目的的稻米。它除了具有一般大米具有的营养和感官功能外，还具有一般大米所没有的或不强调的第三种功能，即调节人体生理活动的功能。

精准营养时代已经开始在不远处向我们招手，随着人类健康知识的普及，产品会越来越规范化，国家考核标准越来越严格，精准营养的功能越来越符合国际标准，我国作为一个人口众多，富有深远美食文化的农业大国，必然会在精准营养时代的影响下，拥有更为广阔的发展前景，和更为积极的消费群体。产品好不好，一定是要用效果说话，既然是精准营养，就要彰显出"功能"二字的强大，相信未来，我们所见到的精准营养不仅仅局限在精准营养大米，它可能是一款饼干、一杯奶茶、一枚果冻，甚至是一个可吸入式主食喷雾。但不管怎样，在它整个深层次加工的过程中，必然会伴随着科学技术的成长和更高层次的探索，精准营养的"功能"会在人们不懈的探索中越来越强大，而我们的生活也必将在它的影响下变得越来越有味道。

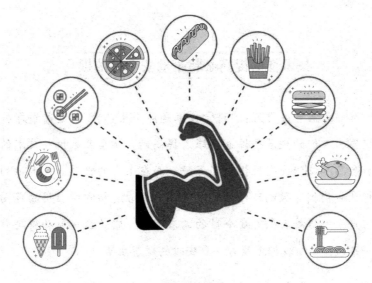

第八章
低端食品高端化，改变口味的食物驯化技术

假如有一天你吃到的食物是另外一种或多种食物加工合成的，这种食物不论从口味还是从营养元素与你想象的食物都一模一样，只不过在整个驯化处理的过程中，人们利用先进的科学技术将所有可能伤害到人体的有害物质都进行了处理，送到你嘴里的时候，这份食物已经相当安全。如果是这样，你是否会心生欢喜呢？或许有人说，这怎么可能，你是在讲故事吗？我想说的是，这个世界没有不可能，我说的这种食物已经一步步地向我们靠近了。

技术性的提高必将带动安全性的提高

有一句名言说得好："科学技术是第一生产力。"随着科学技术的提高，人们的生活条件也会跟着提高的。拿食品来说，技术的革新为食品加工的安全性提供了保障，而在未来的世界，技术性的提高将让我们拥有绿色环保的精准营养。尽管起初它所应用的范围在于生产，但随着人们对安全性的需求膨胀，它的应用也必将延展到这一领域，带给我们更放心、更安心的理想生活。

在原始社会，人们对于食物的理念就是有食物就吃，根本没有所谓的卫生安全理念，只单纯地为了生存。随着时代的演变，人们的食物安全意识开始提高，从刚开始的用水清洗，到后来的高温消毒，再到现在的高精尖端科技，随着生产技术的提高，人们在饮食安全性上也在逐步抬高自己的标准和要求。

回想往昔的工业时代，食品加工技术正处于百废待兴的阶段，而人们对于食品安全的意识却很淡薄，所以，很多厂家在生产食品的过程中，并没有将食品安全这件事放在首位。为了尽可能地扩大生产，实现经济效益最大化，他们宁可花更多的钱去改良食品的口味或广告推广，也不愿意在食品安全上花费太多的精力，更没有意识到食品安全对自身发展的重要性。

当人们的生活水平逐渐提高，而前沿科技也在时代的推进下不断向前发展，人们对于食品安全的要求也会提升到更高的层次，当人们的健康意识越来越强，首先想到的就是要从自己的食物上严把质量关，而食品生产厂家，为了能够迎合消费者的市场需求，不论是出于国家政府的安全质量把控，还是出于消费群体的高标准要求，都必须要在食品生产上进行改良和革新，更为严格地管理好食品安全质量问题，这样才能更好地顺应时代，而要实现成本与安全质量的和谐统一，技术的提高是首当其冲的第一要务。

当下食品安全生产技术正在国家的大力扶持下，开始飞跃式地发展，各种提高食品安全质量的新兴技术应用到食品安全生产的产业链中。这些技术为我们的食品安全提供了更好的保障，让我们吃到碗里的饭食更健康、更安心。例如，当下的食品辐照技术，就在食品安全的产业链上发挥了相当显著的作用。

食品辐照，又称"食品照射"或"电离辐射"，它是利用射线照射原理来照射食品，从而有效地延迟新鲜食物某些生理过程的发展，可以对食物起到杀虫、消毒、杀菌、防霉等作用，可以很好地延长保质期，稳定、提高食品质量，是目前食品安全技术中一项前沿的食品保藏技术。因为具有营养成分损失少、易操作、无污染、残留少、节省能源等一系列的优点，因此深受国内外食品安全产业的广泛看好。

技术性的提高不但带动了生产水平的提高，还带动了食品质量安全的提高，畅想未来精准营养时代，我们手中的精准营养，其内涵的丰富食物元素，从生长到加工每一个环节都是经过高科技进行加工处理，每一个细节都能做到严格把控，而且生产效率也极高。当机械技术代替了人工处理，食品在机械化安全的处理下，品质会变得更加精良，而放到我们碗中的食品，在这样的加工过程中，不论是从营养品质还是安全品质，都可以让我们百分百的放心。

目前人们已经针对食品安全问题的需要，研发出了检验用的生物芯片系统，它以全新的微量分析技术，综合分子生物技术、微加工技术、免疫学，计算机等技术，在食品安全检测、生物芯片在食品中毒事件中的调查、食品污染生物毒素的检测、食品中污染病原菌的检测、食品中残留农药和抗生素的分析和转基因作物等方面具有潜在的应用前景。

由此可以看出，未来在我们的主食芯片中，食物的品质程度、安全系数会越来越高，我们再不用担心食物会在质量上出现问题，而其内在的精纯度，甚至可以上升到每一个分子离子单位的维度，也就是说，我们所摄取的食物，即便是最细小的单位都可以达到百分之百的纯净。当然除了保证食品安全纯净以外，更重要的是，在高技术的处理下，食品的内在营养成分可以得到充分的保存，不会因为处理不善而过分流失。而在口感上也更加浓郁纯正，可以做到在每一个处理细节上都力求完美。

展望未来，我们的食品安全技术一定会在规范化的同时更趋向于简单化，但简单化的同时又绝对力求精细，这个流程很可能并不用花费太长时间，却在每一个环节都显露着高精尖的技术含量，从食物的鉴别、检验、生产、加工、浓缩、提取精华，分子原子品质净化，效率会越来越高，所花费的成本很可能不增反降，当人类进入了食品安全生产的系统技术流程，一切都会变得越来越简单快捷。正如我们手中的精准营养，它很可能就是简简单单的一个餐包、一支喷雾，或是其他更为新鲜的呈现形式，但在趋势的引导下，我们的盘中餐必将向着形式越来越简单、功能越来越强大的方向发展。总而言之，还是那句话，一切源于技术，技术改变时代，也必将改变我们未来的生活。

高效处理加工，食材口味的革新创意

在食物升级为商品的那一刻，无形中人们对于食材的口感就有了更高层次的要求，他们希望它能够标新立异，希望它能够富有创意，甚至于自己闻所未闻，见所未见，这种高效能的口味处理加工过程，是很多人所期待的，越是年纪轻，猎奇心越是严重，越是希望能够吃到更新奇有趣的东西，因此，食材口味的创意与革新就成了摆在生产厂家眼前的课题，他们只有最大限度地谋求消费者们的青睐与忠实。

随着时代的不断进步，人们对于口感的追求在一步步进化，很多年轻人开始追求新奇好玩的食品口味，还有一些渴望在食物中尝出更为高端的社会层次感。出于不同的市场需求，促使食物厂家必须对自己的产品口味进行革新创意，以此来吸引消费者的目光，满足他们不断翻新的口感标准。

不管对于谁，一份食物摆在自己面前，要不要选择，要看它能给自己带来怎样的饮食享受，不管时代怎么变，口味怎么改良，好吃肯定是要站在第一位的。想把人们的钱从兜里掏出来，对方首先会问自己一些诸如为什么、我能得到什么的问题。假如这个时候自己找不到答案，那么一念之间便会放弃购买。

因此，对于食物产品来说，口感永远都是摆在第一要务的，谁能最大限度地迎合不同地域消费者的需求，谁就能在市场需求中处于不败之地。为此，很多厂家都挖空心思，不断地将特色口味的产品进行有针对性的调整和改良，比如，我们耳熟能详的重庆特色休闲食品、休闲豆干，就是经过调整改良后在市面风行不衰的。

目前随着食品加工技术的不断革新，厂家可以很轻松地将一种食材转化成各种各样的新奇口味，其吸引力甚至可以让消费者将食材本身的口味忽略，而青睐厂家经过加工后创造的新型口味。例如，简简单单的一份薯片，为了满足消费者的不同需求，就变出了诸如烤肉味、番茄味、孜然味等口味，以至让消费者在品味的过程中，品其物而念其他，很受大众的追捧和青睐。

那么当下对食物产品改良的技术，究竟到达了怎样如火纯青的地步呢？下面就列举一些例子，让我们一起感受新技术加工下，人类赋予食物口感方面的革新。

糖果和辣椒

这两种食材在我们认知的概念中本是互不沾边的，但偏偏经过厂家的创意加工以后，这两种食材便在一款食物产品中强强联合了（见图 8-1）。由于这种新奇的口感，突破了消费者概念的认知，让大家在体验口味新奇感的同时，提升了自己品牌的口碑和特色，所以赢得了很多年轻人的青睐。因为新奇、好玩、有趣，而且从未品尝过，这种辣味彩虹糖开始悄然风靡，让经过系统改造革新的食材，焕发出了崭新的生命力。

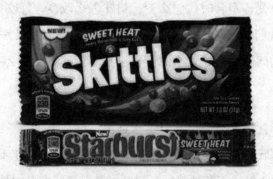

图 8-1　甜辣味彩虹糖（图片来自百度图片）

芥末和巧克力

很多人在青睐传统口味的同时，希望自己能在品味食物的过程中拥有更为新鲜的美食体验，因此，一些奇葩式的口味革新产品开始在市面上出现。例如，目前在巧克力的制作上，就有人别出心裁地推出了一款芥末味的巧克力（见图 8-2）。在当下很多年轻人看来，诸如薄荷巧克力、辣椒巧克力已经不是什么新鲜的产品，可芥末和巧克力放在一起是一个什么味道，着实让人好奇。当甜甜的巧克力中，夹杂了芥末的辛辣刺激，怎么也想不出那将是一种怎样的味道。于是，这一产品一时风靡全国，获得不错的广告效应。

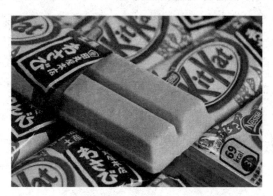

图 8-2　芥末味巧克力（图片来自百度图片）

食物功能与创意的完美结合

除了在口味加工上的革新外，很多厂家也将食物的功能与创意的口感，完美地结合在了一起，希望以此打造美味、健康、时尚的新型饮食理念。

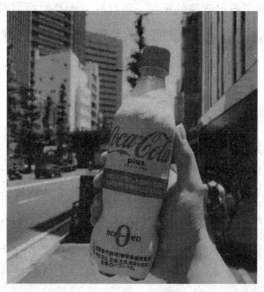

图 8-3　"可以吸脂"的可乐（图片来自百度图片）

　　例如，日本可口可乐公司针对人们瘦身的渴望，推出了一款号称可以吸脂的可乐 "Coca-Cola Plus"（见图 8-3），这种神奇的饮料，一经推出就受到众多消费者的关注，它迎合了消费群体管不住嘴又想瘦的饮食需要，经过六年研发做到了 "Coca-Cola Plus"，受到很多减肥消费者的青睐。

　　由此我们可以想象，未来精准营养的世界，不但要在营养搭配、原材料配比上达到满足消费者对于食品"精准营养"的需求，还要最大限度地迎合消费者的口味需求，因此，在精准营养的加工过程中，口味的革新将是生产厂家着重打造的一个重点。或许那时，很多我们闻所未闻、见所未见的奇妙口感，会在不经意间摆上精准营养的货架，带给我们更为新奇的味觉体验。

　　试想一下吧，一款精准营养早餐很可能会根据不同人的喜好，排列出传统系、地域风味系、水果系、蔬菜系，以及各种各样复合奇葩系，这些新奇有趣的口味，可以更好地促进我们的食欲，满足我们的新奇感，但同时又不会改变精准营养本质的"功能效应"。这或许在我们主食芯片的革新中，也有着里程碑式的进步意义，它颠覆了我们对食物最初概念的口味，而在不断地加工驯化后，将其改造成了自己青睐的任何一种口味，而那时我们对于食物味觉的概念又将会是什么样的呢？想来真的既让人紧张，又让人期待啊！

极简小资，收获真正的摄食幸福感

　　世界越是纷繁复杂，我们的内心越是渴望极简的安宁，东西买多了，会头大，食物吃多了，也难以消化。越是简单不复杂，越是会受到大众的青睐，但究竟怎样才能在拥有极简饮食结构的同时，享受更健康的人生呢？摄食真正的幸福感，无非在得到自己想要的之后，在整段旅程中享受到更为丰富的内容，它融汇在每天简简单单的一顿饭里，每当你拿起筷子的时候，总能咀嚼出一股幸福的味道。

曾经有一个朋友讲述了一段她饮食生活删繁从简的个人经历。

我是一个非常喜欢美食的人，为了能够让自己每一顿饭都能吃好，我真是花空了心思。因为时间有限，对美食又不愿意将就，所以我将购买了很多厨房家用电器，除了简单的电饭锅、蒸锅、烤箱以外，还有诸如煮蛋器、切果机等烹饪电器。后来我发现，即便是这些电器真的能帮我的忙，但就我个人精力而言，还是觉得太复杂了。先不说做出来的东西是否能达到自己要求，单单看着这样一堆东西摆在厨房，我的心情就已经烦躁不安了。

怎么办呢？思前想后，我把大部分电器都送了人，重新为自己选择一种简单明快的饮食方式。很长时间以来我家的厨房里几乎见不到油烟，当别人在煎炒烹炸的时候，我正端着一盘沙拉，外加一杯鲜榨果汁，凝望着窗外小区的美景，那种感觉就好像是将自己置身于充满绿色的田园里，感觉好极了。

如此一来，我的身体也慢慢地好了很多，整个人都变得宁静安详。我就在想，假如有一天，世间有这么一款或多款极简美食，能够让自己既享受到曼妙的美食口感，又吸收到人身体所需要的营养元素，还把所有人从厨房的劳作中解脱出来，一边饮食，一边娴静的看看风景，听听音乐，或是让思绪开会儿小差，那种境界真是很有幸福感。

有人说这个时代不缺人才，缺的是空间。过分的忙碌让人们感觉疲惫，总是觉得自己的时间不够用，总是觉得私人空间越来越小。小到不愿意在厨房忙得团团转，小到连享受多些平静安宁的时光都成为一种奢侈。很多人开始厌倦饭桌上经历了复杂过程烹制出来的菜肴，更渴望找到本真的自己，拥有属于自己最真实的生活。于是慢慢地，在人们的主食芯片饮食结构中，逐渐形成了极简、美味、幸福的精准营养需求意识，希望能够将现实的饮食过程，纳入自己向往已久的极致生活状态。

美食的世界纷繁复杂，就好比人们心中的欲望一般，无穷无尽地变换着花样。欲望越多，能量就会发散，导致人们思维情绪混乱，不能集中心智做自己最想做的事情。因此，越是到了经济发达的时代，人们越是会不断地追求自己精神生活的品质，追求的品质层次越高，就越是会集中心智去实现人生最渴望的目标和价值。当这种价值取向的欲望越来越强烈，他们势必会在自己的生活上做出调整，而极简式的生活模式将会越来越受到人们的青睐，简单而富有品质感的饮食结构，也就很自然地成为他们日常生活中的一种必须。

那么究竟什么样的食物会在未来社会的发展中更受大众青睐呢？答案很简单，只需要满足三个条件，一个是简单，一个是成本，一个是价值。出于自身的调节，人们的生活越紧张，压力越大，越是会迫使他们对自己的生活做出减法，但减法并不等于品质的下降，而是一种生活方式的变革。从极简的角度来说，人们的调节方向必将朝着欲望极简、精神极简、物质极简、信息极简等做出取舍，他们越是渴望简单，在食物搭配的选择上也就越是简单。因此，谁能够在保证价值品质的同时，有效地利用好人们对极简式生活的需求，谁就能在食品商业市场上抢占商机。

事实上，未来世界的食物主体形式，必然会朝着"极简"和"极致"两大核心主题迈进。除了刚才说的"极简"，"极致"的意义将更为广泛，即用料极致、加工极致、安全极致、口味极致以外，更重要的还有技术极致、驯化极致、功能极致等更为前沿性的主题概念。如何让人们以最少量的时间，最极简的生活方式，享受到最美味最有品质的健康美食，而且还需要做到形式简洁，营养丰富，能够源源不断地为人们提供品位上的愉悦感和幸福感，这其间每一个环节的链接，对食物加工而言都是一个挑战。

当人们在经济实力上达到一定标准时，必然会对自己的饮食提出更高的要求，因为不管是谁，"吃"这件事都将直接影响到他们的生活质量。所以，在未来人们的主食芯片中，全新的饮食结构模式带给人们的内涵不仅仅只是存续在饮食方面，它引领的是一种全新的生活方式，是一种对健康人生全新概念的理解，一种自己对自己的重新再认识，甚至说是一种对自由、幸福、快乐的重新定义。

同时，人们会在不断了解自己的过程中，深挖自身灵魂，找到自己最为真实的内在需求。在不断地选择与放弃中，找到人生中最为重要的东西，并在生活的品质和自身价值上，不断取得物质和精神的飞跃。这一切都在迫使他们对自己固有的模式做出变革，在这场变革里，食物的世界也将随着他们更为先进的设计驯化理念而发生翻天覆地的变化。

精准营养的主旨：肚量有限，按需取食

人的肚量是有限的，尽管大千世界美食众多，但我们的胃永远就这么一点点，因为肚子有限，我们只能尽量选取自己需要的食物即时享用，正如精准营养的种类和其内涵的元素，需求不同，选择必然不同。人总是会按照自己相应的需要选择自己理想中的东西，

而食物作为他们眼中的商品也是如此，唯有真正将精准营养做到人
们的心坎里，才能最终在消费市场中抢占先机。

天下美食一大筐，不能全往肚里装。大千世界，食材无边无际，可是人
只有一个肚子。纵然知道这个世界上有 N 多种食材，对自己的身体是特别有
帮助，但真摆在你面前，你也未必能一股脑地吃进去。再者说就算你真有那
么大的胃，把这些东西吃下去了，你能确保它们能在自己的肚子里最大限度
地发挥作用吗？营养能彻彻底底地被自己身体吸收吗？

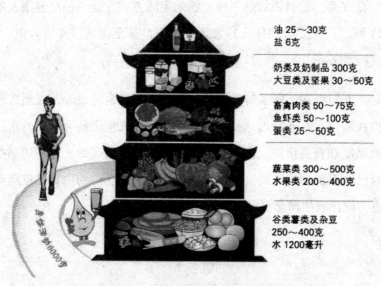

油 25～30克
盐 6克

奶类及奶制品 300克
大豆类及坚果 30～50克

畜禽肉类 50～75克
鱼虾类 50～100克
蛋类 25～50克

蔬菜类 300～500克
水果类 200～400克

谷类薯类及杂豆
250～400克
水 1200毫升

图 8-4　一天食物摄入量的金字塔

那么既然肚量有限，我们究竟应该怎样取食呢？答案也很简单，当然
是按照我们身体的不同需求了。找到最适合自己的，才算是选择了最好
的。按照营养学来讲，人的一天食物的摄入量应该呈一个金字塔结构（见图
8-4），最底层的应该是谷类薯类及杂豆 250～400 克、水 1200 毫升。然后
往上一层就是蔬菜类 300～500 克，水果类 200～400 克。再往上一层畜禽

肉类 50 ～ 75 克、鱼虾类 50 ～ 100 克、蛋类 25 ～ 50 克。然后上一层是奶类及奶制品 300 克、大豆类及坚果 30 ～ 50 克。最后塔尖是油 25 ～ 30 克、盐 6 克。

看到上图你是否头大了？的确，在这个效率至上的时代，每个人每天的工作已经够忙的了，谁也无法做到一日三餐准时准点地给自己编排这么丰盛的食物，但如果没有按照这个标准吃，那么你所需要的营养成分是不是就吸收不了了呢？

目前，很多明星为了保持身材，同时补充好自己一天所需摄食的各项营养元素，采取的方法可谓千奇百怪，其中最负盛名的一个，就是利用植物酵素来取代自己的一日三餐。美国豪尔博士说："人类寿命与有机物潜在酵素的消耗度成反比。若能够增加食物酵素的利用，即可遏止潜在酵素的减少。"难怪很多人会把用上百种蔬菜水果一起加工过的酵素产品，视为自己的一日三餐，但即便是这样真的就能做到营养均衡吗？

不可否认，酵素对于渴望保持青春、健康、窈窕身材的人来说，的确存在着巨大的诱惑力，但也只是我们人体所需要的营养素中的一部分，而并不是全部，真正想达到全方位的营养均衡，又能有效地实现自己美颜瘦身的目的，仅仅依靠它，恐怕现实会让你觉得很骨感。

那么究竟怎样才能更好地解决这个问题呢？

对此，精准营养给出了自己认为最切实有效的解决方案。尽管食物再多样，想达到精益求精，也需要一个取其精华去其糟粕的过程，当有利于我们身体的元素在生物科技的加工下一点点地被提取出来，浓缩成很小很小的一部分，当几十种上百种的营养食材经过这样的加工技术，变成一份分量很小很小的精准营养时，你也许只用冲泡一包咖啡的时间来认真地享用它，却比那些正在吃大餐的食客吃得要有营养，而且绝对营养健康，适应你的体质，更符合你的心意。

精准营养的好处在于，它在理解你胃部需要的同时，将最完善的黄金比例的营养食材，通过高科技的处理方式，在几分钟之内帮你在浩大的食材营养库中做出甄选，针对你身体急需解决的问题，做出最合理的膳食营养方案。当然，如果你愿意的话，几分钟之内，就可以高效快速地完成饮食问题。

相信在不久的将来，在你主食芯片里的新型饮食系统里，这一切都是正常不过的事情。

味觉重组，颠覆想象的食物新体验

当心，你所看到的食物存在假象，或许此物非彼物，或者此味非彼味，当人们的技术伴随着人们的期待与努力，一步步地将不可能的事情变成可能，我们手中的食材也会跟着它的脚步玩起新花样。我们难以想象到未来世界的食物会给我们带来怎样的全新体验，它或许是颠覆性的形态，颠覆性的口感，当然最重要的是在我们的主食芯片里，已经因为它的存在，而树立起了全新的饮食概念。

王国维曾说过这样一句话，人生分为三个层次，其中有一个层次叫作："看山不是山，看水不是水。"吃饭也是如此，很多时候我们吃到碗里的菜，你觉得口感应该是某种食物，但事实上未必如此。最为典型的例子就是流行于各大素食馆的素斋菜，很多名字听了就吓人，比如，红烧狮子头、糖醋鱼、九转肥肠，一看标题就是一道道耳熟能详的荤菜。但事实上，这些所谓的"荤菜"都是用素食经过精心的烹调呈现出来的。

素斋菜以荤托素，就是把荤菜的名称赋予素菜，故而又叫福菜、释菜或斋菜，所采用的原料主要有干鲜、果蔬以及笋耳菌菇，仿制荤菜的造型，借以荤菜的菜名，形状上惟妙惟肖，假如是遇到烹饪技法精致的师傅，一筷子夹下去，还真能让你在荤素上真假难辨。

人多少都有一些猎奇心理，在烹饪技巧上也是如此，很多技艺高超的烹调高手就好像是在厨房里修炼出来的魔术师，他们凭着对食材的理解，打造出了一道道与众不同的饭食，给你带来"看山不是山，看水不是水"的感觉。

从某种角度来说，一份食材，经过特殊工艺烹制加工以后，很可能会显现出另一种食材的味道，这种巧妙的变化，让人惊讶，开始怀疑自己的味觉，怎么吃到嘴里的食物并不是自己想象中的食物呢？细想起来，烹饪对食物加工的技术还真是神奇，但从现代科技角度来看，这点小戏法，可就小巫见大巫了。

美国有一家名为 Hampton Creek 的企业，就以纯植物原料成功地制作加工成了人造蛋黄酱，其色、香、味都极其贴近用鸡蛋制作的产品。Hampton Creek 也凭借 veggies in, meats out 的概念获得投资人的青睐。这家公司最新一轮的融资是 2014 年 12 月份的 9000 万美元 C 轮融资，李嘉诚所在的 Horizon Ventures 也参与了项目的投资。

有了如此得意的新成果，接下来大家对食物加工技术创意一发不可收拾，同为"食物 2.0"创业公司的 Impossible Foods 声称自己已经找到了方法，可以通过生化科技技术把植物变成肉类食材，而且在保持"美味口感和动物产品般的质地"的同时，又剔除了胆固醇、激素和抗生素等化学物质，以及常被牵扯到动物养殖和宰杀工业的动物权益和资源浪费等社会性元素。

此消息一出便引起了强烈的轰动，植物变成肉食，这真的有可能吗？针对这个问题，该公司发言人进行了有趣的解释："我们从植物入手，如谷物、绿蔬和豆类，将其中的蛋白质、脂肪以及其他营养物质互相分离，筛选出能赋予食物特定口味和质感的成分。然后，我们将这些源于植物的蛋白质、氨基酸、脂肪组合成肉类和奶酪……"听起来简直让人难以置信，但这一切真的已经成为了现实。

通过这种"肉类"加工的手段，IF 的第一款测试产品是一个"牛肉汉堡"。这款汉堡于 2016 年首推进入美国市场。目前，一片"牛肉饼"的价格大概在 5 美元左右，随着大规模量产价格还会进一步降低。而经过相关专业人士测评，这款汉堡的口感和味道都非常接近真实牛肉汉堡，但是"所含的热量也和真实牛肉汉堡一样"。

我们很难想象，人们花费这么多钱，倾情投入成果就是"素牛肉汉堡"，那么它和市面上的那些素食带肉类产品又有什么区别呢？针对这个问题，研发单位给出的回答是，素食汉堡瞄准的人群是素食主义者，或者在食素的过程中希望寻找到更适合的肉类代替品的人群，这与我们方才描绘的素斋菜基本类似。而 IF 的产品则是为那些无肉不欢者准备的，提供的是原汁原味的肉类体验，无论是从食物本身的色、香、味，还是它们的料理和准备过程都是与从农场出来的动物产品无异，甚至更好。

据相关部门机构统计，从现在开始到 2050 年，整个食品的供应大概要增长 70% 左右，而对肉类的供应，到 2050 年大概要增长 100%，而且仅仅是一种保守估计。对于中国来说，这个挑战是相当严峻的，未来三十年如果中国的肉类供应要增长 100% 的话，那中国需要拥有像英国那么大的土地来种植大豆和玉米，才能够养活足够的家畜来供应肉类的需求增长。而"素食牛肉"如果能够得到有效的利用和推广，将会在很大幅度上缓解世界因肉类供不应求所造成的成本压力，同时也更有利于人的身体健康。

　　所以推测一下，到了 2050 年，我们的孩子或是孩子的孩子再去超市购买肉类的时候，就会多了一个新选择，他们食物芯片中对于肉类的概念将随着科技时代的进步发生改变，看肉不是肉，看蛋不是蛋，嘴巴里却在说："我们要个加蛋的牛肉汉堡吧。你说植物那款怎么样？"这种改变，就是未来人们对食物的新体验！

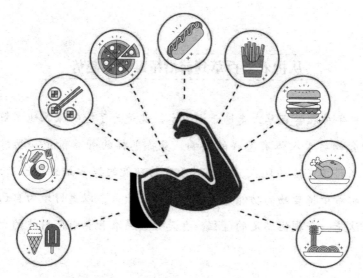

第九章
药食同源，美味、健康与养生同等重要

中医讲"上工治未病，不治已病，此之谓也"。但凡是看过中医的人都会发现，医生所开具的药方大多来自于食物，甚至有些就是我们生活中很常见的食物。曾经有一位老中医意味深长地说："自古药食同源，最美好的治病方法，莫过于吃着吃着饭，病就好了。"随着人们的健康意识不断提高，人们开始对食物有了更高的期待和要求，他们希望自己所吃的饭，能将美味、健康与养生有机地结合在一起，假如这个时候还能做到有效地节约时间成本和经济成本，效果就更好了。人们的这一目标已经初见成效了。

从神农尝百草到前沿精准营养趋势

当年神农尝百草，走遍千山万水，就是为了能够深入地了解不同的食物对于人体有怎样的影响，具备怎样的营养价值和功能价值。在科技发达的现代，人们对于食物功能的探索始终没有断绝，大家都希望将食物的功能最大限度地开发出来，以更好地为自己服务，这是一个驯化满足的过程，也是开启精准营养前沿科技的大势所趋。

有这样一个很感人的故事：

上古时候，五谷和杂草长在一起，药物和百花开在一起，哪些粮食可以吃，哪些草药可以治病，谁也分不清。黎民百姓靠打猎过日子，天上的飞禽越打越少，地上的走兽越打越稀，人们就只好饿肚子。谁要生疮害病，无医无药，不死也要脱层皮！

首领神农为了不让大家因为吃错食物而付出生命的代价，独自承担起了尝百草的重任，并把自己进食百草后的感觉一一做了记录。尝百草的过程艰难又危险，神农经常因为吃下毒草而晕厥，醒来后第一件事就是把这种草记录下来，告诫大家千万不要食用。

有一次，神农吃了毒草，身体发软，晕倒在一棵矮矮的植物下，看到树上的叶子，本能地抓了一把放在嘴里，没想到毒竟然给解了，于是神农连忙记录，并将这种植物取名为"查"，也就是今天我们所说的茶叶。

就在神农觉得有了这么好的一个解毒草可以解毒救命时，没想到他又在无意间食用了断肠草，吃后毒素瞬间蔓延到他全身，让神农来不及用"查"解毒就倒在地上，此后再也没有起来。临死前，神农紧紧地抱着他的两口袋药草。人们为了纪念他的功绩，隆重地安葬了他，并尊神农为"农耕"和"医药之祖"。而他用生命做的食物记录，最终成为一本医药名著《神农本草经》，至今依旧代代相传，济世无数。

神农尝百草的过程，起初就是探寻主食的过程，他希望用这种方式寻找到无毒健康的食材种子，既可以保障大家的健康，又能更好地适宜人们耕种。他希望自己的群落能够通过耕种的方式，不再遭受迁徙之苦，能够安定下来，拥有更为丰厚富足的食物储备。从这个角度而言，在原始时代，人们努力的方向是为了主食而奋斗。有了主食就有了生命的依靠，生活就能得以安稳延续。而主食的功能，除了能够解决饱腹感以外，更重要的是它可以有效地强壮人类的体格，让身体更有力量，精力更充沛，这样才能更有激情地投入到生产劳动中。

我们的祖先寻找食物的过程，潜在的关键点就是要认清食物的功能，他们渴望手中的食物，能帮助自己实现更远大的目标，具备养活自己、强壮自己的功能，而这个过程就是我们人类探索精准营养的最早开端。

随着时代的发展，人们将"价值"二字看得越来越重要，即便是一颗钉子，也会先在心里问问自己到底需不需要，它对自己有没有价值，假如购买

的话，自己所要付出的成本与收获是否成正比。而对于食物的选择，人们的
需求也必将朝着这个方向发展。

如今走进菜市场就会发现，我们菜篮子的选择余地越来越大了，各地的
蔬菜瓜果，不到几个小时就可以运输到周边城市，正是因为选择余地越来越
大，人们对于食物的要求变得越来越高。什么样的食物是最健康的，什么样
的食物对自己的身体更有利，什么样的食物能让自己更年轻，什么样的食物
能有效地缓解、治疗自身的疾病问题，一系列需求的产生，使人们对食物有
了不同选择，其中所蕴含的商机也是显而易见的。

如今科技在不断进步，各种科研项目都在蓬勃发展，当人们对饮食不再
仅仅只追求口感，而将更多的关注集中在它的功能以及对自己健康的影响时，
如何研发出具有前沿性和高效性的精准营养就成为一件势在必行的事情。人
们希望，同样是主食，精准营养能够给身体带来更好的改善，甚至可以代替
服用药物的痛苦，有效地缓解乃至彻底解决自身的健康问题。

假如有一天，我们手里的这碗饭不再是平平常常的一碗饭，而是能够有
效地发挥更神奇的作用，在带给自己健康的同时，让自己拥有更美好、更高
效的生活质量的饭，那该多么好啊！

此时，假如有一碗饭可以帮助我们延缓衰老，一碗饭能够让久难散去的
病痛痊愈，一碗饭可以有效地提高我们的体质，让特殊时期的孕妇得到更充
足的营养，那么生活在健康中的我们，一定可以规避很多问题带来的烦恼，
以更健康、更积极的状态投入工作，享受人生。而这一切能实现吗？大量数
据显示，它很可能马上就会成为现实。

精准营养概念，是主食芯片中一种全新的饮食结构理念，它更看重的是
食物对人体健康的功能效果，制作方法更富有科技含量。它虽然是简简单单
的一碗饭、一袋粉末，却浓缩了各种人体所需要的元素的精华，营养成分会

高于直接食用食物的 N 多倍。尽管它的出现，起初未必能够给人们带来多么有幸福感的美食体验，但它的精准营养和效率性，却依然可以作为卖点，有效地帮助购买者解决自身面临的问题和需求。

假如神农氏尝百草是为了寻到可以维系生存的基础食物，那么人类不断将食物加工锻造提取精华的过程，就是一个将食物延伸再造的过程，而精准营养饮食，将会是在这一基础上进行的更高层次的饮食革命。它将功能放在了首位，更能针对问题满足不同消费者的需求，有效地调节成本，成就另外一种前所未有的饮食新模式。

或许在不久的将来，我们会看到很多朋友在吃饭的时候，虽然只拿着一小条如咖啡粉末般的精准营养一饮而尽，但他们很快就能精力充沛地投入到工作中去。我们甚至还有可能发现精准营养会以更为新颖的形式，出现在街边大大小小的超市里。

到了那个时候，人们还会针对各自的问题，在超市里选择自己需要的精准营养，把往昔的饮食结构变成自己的副选项目。因为现代人越来越看重时间效率和成本效率，尽量节省掉不必要的时间开销，在降低生活成本的同时，不影响高标准的生活质量，这是人们当下最理想的追求。而精准营养理念，也必将在这种追求的影响下得到有效传播，最终成为时尚，成为家家户户都会考虑接受的饮食健康新选择。

养生调神，将身心喜乐融入健康的一碗饭

在我们固有的主食芯片信息库里，每当吃好一顿饭的时候，人的情绪会自然地处于愉悦状态，而不同口味的食物，在某种程度上

也调剂着我们每一天的悲欢离合，倘若能将身心的喜悦融汇到自己的一日三餐，那么端起饭碗的那一刻，我们品味到的不仅仅是一份美食，还有取之不尽的正能量。

生活在这个世界上，不论日子过得是好是坏，总也逃不开每天的一日三餐，每到吃饭的时候，我们的心情是最放松、最愉悦的。常言说得好："世间极致的美味，不过是一碗刚出锅的白饭。"由于我们的祖先，曾经经历过没有食物状态下的饥饿，一旦找到了食物就饱餐一顿，那种喜悦的幸福感就油然而生，而这种古老的记忆，也根深蒂固地遗传给了我们，让我们总能够在吃饭的过程中体会到快乐，总能够在进食结束的时候，产生一种微妙的幸福感。

食物既可以补充我们身体的能量，还可以愉悦我们的身心，它不但是我们身体的食粮，还渗透了我们心理的健康。事实证明，食物中所富含的微量元素，会在人体之中产生微妙的反应，最终有效促进人体各项机能的修复，促进细胞更新，帮助我们拥有一个更好的自己。

优质的碳水化合物和一定的蛋白质，则是我们生命细胞结构的主要成分及主要供能物质，具有调节细胞活动的功能。我们日常吃的肉类蔬菜中，也富含着各种膳食纤维、氨基酸等多项人体需要补给的营养元素。我国古代中医，很早之前就已经觉察到了食物对于人体的妙用，发明五行，将食物分成简单的五种颜色，不同的颜色针对不同的人体脏器，在调理身体的同时，还能有效地治愈疾病，效果十分显著。

要想拥有健康，就必须对自己的身体有一个认真的了解，科学的饮食搭配往往对我们调节身体起到事半功倍的效果。常言说得好："与其药补，不如食补。"人在喝药的时候，会产生本能的痛苦情绪，内心深受"是药三分毒"

理念的困扰，但假如是食补感觉就会不一样，它会给我们带来更为正面的暗示，食用起来毫无负担，我们可以这样对自己说："不过是在吃饭，认真地吃好每一顿饭就可以了。"

　　　一位八十多岁的农民大爷，他身体硬朗，眼神发亮，有人问他健康、长寿的秘诀，他开心地说："其实也没什么，每天下地干活，耕种家中的几亩田地，看着亲手种上的苗苗一点点地茁壮成长，内心就会有说不出的喜悦。随后回家吃饭，想着这一切都是自己辛勤劳动的成果，把食物放在碗里的时候，就吃得很香、很开心。就这样日复一日，我总是能够第一时间品味到自己收获的成果，那感觉真的太享受了，想健康就要身心愉悦，其次就是好好吃饭，好梦连连，这样什么病也不会找上门，日子也会越过越幸福。"

农民大爷在这种美好的状态下找到了快乐的感觉，人逢喜事精神爽。在愉快的情绪下进餐，是非常有利于健康的。

健康是每个人都可以拥有的东西。无论你在哪里，如果能够静下心来，吃好碗里的每一顿饭，带着愉悦的状态品味一天的劳动成果，那种感觉一定是不一样的。

然而，在现实生活中，很多人都在抱怨自己无法享受这样简单而美好的进食过程，有人说工作真得很忙，有时候越是到饭点，越是着急工作没有做完，于是，那种紧张感导致自己脑袋轻飘飘的，心里也开始焦躁不安，所以每次吃饭的时候都不能专注，吃着碗里的饭，脑子里想的却是工作。有时候遇到了不好对付的上司，让自己内心委屈难耐，这个时候想让自己开开心心地吃饭几乎不可能。有些时候自己遇到棘手的工作，一肚子的暴脾气，还没吃饭，胃已经气得很疼，即便是再美味的大餐也没有胃口了。

　　中医说众病之源就在一个"情"字，情绪处理不好，身体就很容易出现问题。而精准营养，在这方面的调理，相比于传统饮食模式，很可能会有出其不意的效果。例如，精准营养可以为上班族量身打造抗压效果显著的主食配方，在主食中加入一些富含羟色胺、维生素B族、维生素C、硒、锌、铬、多酚等多种微量元素的食材，并对其进行合理的比例搭配，再加入一些高科技含量的浓缩提取方法，有效地保证人体能够得到更高效率的吸收，这样一来，吃完一顿饭，我们就会感觉身体状态有了很明显的改善，整个人精力更充沛，身体更有活力，心情自然也会变得愉悦起来。

　　总之，新兴的主食模式一旦成为现实，我们固有的主食芯片程序必将推陈出新，出现难以想象的伟大变革。它可以更好地调养我们的身心，让我们的情绪长时间保持在最佳状态，让我们更专注、更喜悦地对待吃饭，缔造出一种全新的饮食新理念新方式，它的功能会越来越强大，引领着我们步入更健康的生活，最大限度地帮助我们实现更多的人生目标和价值追求。

药用价值的精准营养，让调理不再难以下咽

　　对于很多人来说，吃药无疑是一件很痛苦的事情，无论是中药还是西药，只要一拿起来，总是有一种暗示在告诉你："我是个病人，吃药很痛苦。"但是如果有一天，有一种精准营养，能够以另一种全新的概念帮助你调理身体，让你逐渐放下吃药的恐惧，用心地吃好碗中的每一顿饭，那这种调理的方式，应该不至于让人难以下咽吧。

当身体出现病痛的时候，我们首先想到的是去看医生，而医生开具的处方就是药品。说实话，每天面对大大小小的药片，光看着情绪就糟透了，是药三分毒，虽然确实能缓解病痛，但谁也不愿意长期与药片相伴。因为在我们习惯性的概念里，但凡是吃药的人，多半都是病人，病人是身体不健康的，是面临诸多疾病困扰的。

除此之外，很多朋友在服用药物的时候，还有可能出现不适应的过敏反应，假如一不小心出现这样的情况，那对于身心而言也是一种莫大的折磨。

有一个朋友因为服用抗生素而出现严重过敏，他是这样讲这段经历的：

　　　　那种感觉还不如当初自己就硬挺着不去看的好。我后来查了一些资料发现，这类药物在解决问题的同时，对我这种特殊体质的人来说影响还是很大的。它不但会破坏我们人体正常的菌群，还很有可能导致不敏感微生物的过度生长，如霉菌、耐药菌等，假如不及时采取措施，到时候很有可能会产生多重感染。更有严重者，在服用抗生素药品以后还造成了耳聋和肾功能损害。

试想一下吧，假如一个摸不清自己体质的人，误食了一些引发其过敏甚至引起其他身体反应的药物，本来一个简单的小病，说不定就会严重到住院急救的地步，不但给身体带来伤害，还会影响到一个人日后的工作和生活。试想如果有一天，诸如感冒这样的小问题，能够通过合理的膳食来解决问题，减少药物对身体的干涉，能够让自己在尽可能自然的摄食条件下，让身体得到更好的养护，那对很多人来说一定是绝佳的选择。

尽管精准营养还无法代替药物解决问题，却可以从另一方面有效地促进疾病的痊愈，能够尽量减轻我们的食药之苦，这从一定程度上起到了健康调节作用，在食品市场还是有一定需求量的。

如今，已经有一些修复型营养餐正在面向大型医院进行推广，按照医生的介绍，康复营养餐中搭配了很多适宜病人术后修复的营养成分，可以有效地提高术后病人的体质，同时针对他们长期卧床、大便不利的情况给予有效调节。但很多病人反映，这样的食物着实让人无法下咽，口感非常差，而且让人看了就提不起食欲。尽管如此，那也可以算是精准营养在不断向前推进的一个明显标志，或许在不久的将来，精准营养将在一系列演变进化的过程中更好地为医疗产业提供服务，在大健康建设中发挥重要作用。

精准营养所用的中药材全部来源于自然，有很大一部分都是我们日常生活中会涉及的食物。从中医的角度来说，其实它并没有那么神秘，很多人觉得中医用药就是为了直达病灶，这种说法是不科学的。中医的神奇来源于对我们人体的调节，当人的各项技能达到一个平衡的水平，他自身的健康状态必然好转，与其说中医能治病，不如说它在唤醒激发人体自身的自愈功能。

所以，在开药方的时候，我们会发现，医生开药的过程就好像在配菜，哪些克数多一些，哪些克数少一些，这本身就是营养搭配学最原始的积累过程，将不同的元素输送到不同的经络脏器，从而使身体获得一种平衡稳定的状态，这样病自然就消失了。而这种元素配比理论，是完全可以运用到精准营养研发中的，尽管从成本角度来说，它或许做不到为每个人量身定制，却可以经过最科学的配比方式，让选择它的进食群体快速地看到效果。这种感觉就好比我们在感冒时，都会服用的感冒冲剂，尽管每个人感冒的情况不同，但大多数人在服用后，都能看到明显的效果。

目前很多科研都在致力功能食品的研发，相信在不久的将来，精准营养食品将会给我们的生活带来意想不到的变化。

例如，假如将精准营养用在创伤手术患者的修复调理上，应该会对有效恢复患者元气有很大程度的帮助。因为刚刚进行过手术，患者的免疫力低下，伤口还很有可能出现感染，假如可以通过精准营养在食物成分上有针对性地进行调整，就可以很好地解决这个问题。

比如，针对手术患者卧床便秘的问题，针对伤口绽开的问题，精准营养可以有针对性地进行调理，除了口感软硬适中，味道喜人接受，还要加入高膳食纤维，这样更有利于患者通便，还不易导致伤口绽开，以此来避免感染及二次忍受疼痛。

再比如，根据数据显示，床上患者有百分之三十都会出现应激性溃疡和菌群胃肠功能变化。而针对这个问题，精准营养也会在摄取元素上做出调整，有效控制高糖、高脂，对人体所需的功能油脂妥善地予以保留，从而更好地促进身体的健康修复。如今很多科研单位已经针对这类精准营养开始了立项研究，希望能够更好地提升食物的内在功能，来帮助临床患者，满足他们这一时期的特殊需求，在吃好每一顿饭的同时，让身体得到更好的调节，从而更快地走上术后痊愈之路。

当然，药用精准营养的应用范围绝对不只局限于医院，还将针对不同群体的需要，依照他们自身体质、身体情况给予不同的调理和支持。比如当下人们最常见的高血压、高血脂、高血糖三高慢性病，精准营养也可以针对病理问题进行自我调配，从而有效地帮助患者控制病情，缓解药物压力。

再比如怀孕的妇女，如何能够保证自身营养的同时，给体内胎儿提供更充足的养分。有些准妈妈觉得怀孕期间自己担心会出现诸如贫血、缺叶酸、糖尿病等的情况，同时还担心自己身材走形，偶尔一个小感冒，都可能让她们睡不着觉。针对这些孕育中可能出现的问题，精准营养可以针对孕妇的特殊需求，在营养搭配和食物方面做出调整，帮助准妈妈有效预防甚至调整治疗类似问题，更好地度过孕育阶段。

随着生物科技的不断发展，精准营养中所蕴含的科技含量将会越来越高，它将不仅仅局限于对食材提取浓缩，还将融入更多超出我们想象的加工方式。或许有一天很多药物都将被新兴的精准营养所取代，诸如口感更美味，食用更健康。而那时，我们人体自身的健康状态也将有一个时代大跨越，精准营养的摄入将直接延长我们的寿命，提升我们的生活质量，让我们在扫除疾病的同时真正享有更幸福、快乐的美好人生。

提炼精华，高效浓缩，打造精致的康复主食

古时候人们之所以爱酒，是因为总觉得它凝聚了五谷的精华之气，饮上一口，满嘴全都是精华。今天，人们所追求的精华理念，要比往昔向前迈进了一大步，他们渴望精致，渴望营养的聚敛，渴望以最小的代价获得最大的收益，而这一切在技术的革新下正悄然走进我们的生活。

一直以来，我们与食物都存在着驯化与被驯化之间的关系。就拿小麦来说，它起初不过是一种长在野地里的植物，与当下路边的杂草无异，但它偶然被人类发现，并依靠降服驯化了人们的胃而播撒到了世界的每一个角落。人类在长时间辛勤的耕作过程中不断地总结，将小麦转化成了各种各样的食物形态。例如，人们通过萃取技术，用小麦胚芽提炼出了胚芽油，从麦胚中提取无细胞蛋白，并将其制作成营养含量更高的蛋白食品。在这个过程中，人类也在变向地驯化食物，让它们更好地为自己服务。

举个简单的例子，人们面对水果时，心里想的就是直接拿过来食用，但

其营养成分并不能百分之百地被人体吸收，随着技术的革新，一些人开始尝试用葡萄这类的水果作为原料，经过发酵技术做成了酒浆，其精华含量远远高过于直接摄取葡萄。之后人们又发明了鲜榨技术，将水果用榨汁的方法将固体的水果经过处理加工变成了液体的果汁，饮食方便，也更有利于人体吸收营养。

再后来，人们又经过系统的科学研究，研发出了水果酵素、纤维饮品等营养价值更为丰富的食物产品，经过市场营销推广，深受大众追捧，很多人甚至将酵素作为自己一天当中的主食。由此可见，在食物产品进化过程中，人们每天都在采取各种不同的方式对食物进行驯化，提升它的营养价值，希望能在压缩各项成本的同时，让身体获得更高质量的滋养。

在不久的将来，食物技术很有可能向我们展现它更富有技术含量的一面，随着智能科技的推广，人们对食材进行驯化设计的过程很可能会越来越简洁，越来越偏向于智能。他们会通过 3D 技术对食物进行驯化，从食物内质核心出发，层层分析，全盘评估，制订出最为满意的驯化方案，再通过下一步的智能流程采取行动进行操作。这样一来，不但节约了成本，还能更迅速地推陈出新，为新产品的上市运作争取更多的时间。

同样，在我们人类新兴主食芯片的饮食结构里，精准营养的提炼和研发也必然会经历同样的过程。起初我们将主食仅仅定位为碗里的白饭，但随着主食理念的革新，我们碗中的主食将不再仅仅是一碗饭那么简单。试想一下，假如有一天我们碗中的主食不再随取随食，而是要经过高科技含量的浓缩提炼，以不一样的形式出现在我们面前，那时我们能够欣然接受吗？

任何新产品都有一个适应的过程。新理念问世的初期，大多数人会因为各种担心而抓着旧观念不放，当这一理念真正渗透进生活的时候，曾经的概念也就随之一点点地消亡了。

　　功能饮食带给我们的价值不仅仅在于它的营养价值、药用价值，更重要的是它为我们提供了一种全新的饮食理念，重新塑造了一种新型的饮食习惯，它的出现改变了我们固有的生活方式，让我们针对自身不同的需要选择自己最为适合的功能食物。在未来，很可能我们手中的精准营养量少得惊人，却富含着高浓缩的几种甚至几十种的翻倍式食物精华，而且本着能被人体快速吸收的理念，精准营养饮食也会对此进行细致的加工和技术处理。也就是说，我们拿到手里的不再是简简单单的一顿饭，而是一碗浓缩、高质量食物营养的精华。试想，假如一个人长期使用的都是这样富有针对性的精华精准营养，相对于普通饮食的进食者，其所展现出的精神面貌和生命状态肯定是不一样的。

　　除此之外，精准营养很可能会以更为新颖的形式出现在我们面前，为了节省时间，人们摄取营养的方式或许可以通过直接吸入的形式进行，它或许是一款小瓶的喷雾，抑或是一款类似牙膏一样的挤压食物，直接在口中轻轻一喷或挤出少许食用就可以快速实现能量补给。这种形式的食物可以广泛用于军队作战，也可以在医院的 ICU 病房帮助那些需要快速吸收营养的重病患者，为更多需求者提供更好服务。

　　精准营养之所以精准，其原因就在于将食物对象的选择做了精炼，它将提炼和促进人体吸收的技术达到极致的同时，也在食物的比例分配上达到了极致，正是这一个又一个的精致，才凝练出精准营养超凡强大的精准营养优势。而细细想来，这一切又是多么神奇，主食不再是单纯的饭，我们内心渴望的也不再是仅仅存续在一份单纯的饱腹感，而是一份精华，它可以明确地告诉你："你能从中得到什么。"

元素充足，物性调配，药用效应化的精准营养发展机遇

精准营养的世界，最重要的必然是它的功能特色，它除了常规的营养保健，对于身体需要康复的人来说，也是可以起到一定的医疗辅助作用的，不可否认这是一个很好的机遇，也是一个利益大众的发展方向，不但可以解决吃饭的问题，还可以解决吃药的问题。假如元素搭配和口味调剂都很到位，即便是疗效慢一点，对很多人来说也是受用的。

大家或许都有这样的感觉，手里花钱最多的地方有三个：一个是买房，一个是看病，再有就是子女的教育问题。而其中自己最不情愿消费的就是看病问题。无论大病小病，迈进医院的那一刻就开始提心吊胆，心里想着："这次要花多少钱？我的病到底严重不严重？"于是，人们便这样调侃自己："医院这种地方，就是求着别人整治我，人家说吃什么药就吃什么药，人家说在哪儿开刀就从哪儿开刀，到了这儿咱自己做不了主，花多少钱全都得听别人的，除非命不想要了，可谁舍得这条命啊？"

其实说实话，我们每个人对药物都是深恶痛绝的，但面对疾病的困扰和担心，很多人开始下意识地将成把的药送进嘴里。试想，假如这个时候有一个崭新的选择，即便不用吃药也能保证他们的身体健康，想必大家一定会把它看成是改变命运的福音吧？

正是为了迎合人们不想吃药的心理，市场上的保健品才受到大众的追捧，

很多保健品企业打着"保健品不是药、预防疾病保健康"的广告，来吸引更强大消费者群体。

　　有一个朋友对我说："我家长期预备着很多保健品，现在生活质量比以前好了，最怕的就是得病，这些保健品反正也不是药，提前吃，至少可以增强体质预防很多疾病，总比到时候病了再大把大把地掏银子往医院送强。"

　　我问他吃保健品的感觉怎么样。他沉默一会儿说："说实话，吃的过程感觉跟吃药没什么不同，都是这一小片那一小片的，吞服下去也没什么感觉，全当是买个心理安慰，至少那不是真正的药，这些元素不是人体都需要吗？跟吃下去就有三分毒的药还是有区别的。这一点让我觉得相对有安全感。"

　　人们已经在药品与营养品这两种调理身体健康的产品中做出了自己的选择，他们开始相信只要营养元素能解决问题，就没有必要通过药物解决，即便它不好吃，即便它长得像药片，但只要它不是药，很多人还是欣然接受。假如从这个点进行延展，如果有一天精准营养开始面向市场，把营养价值与治疗价值进行有效结合，既能解决患者的病痛，又能补充他们身体所需的营养，同时还能有一个相对不错的口感，而它向我们展现的形态，无非就是每天要吃的最平常不过的一碗饭，只要我们三餐照常吃，就完全可以达到满意的效果。没有了药片视觉的压力，没有了借着水吞咽的痛苦，既能解决问题，还营养健康，这样的主食产品怎能不被大众所接受或喜爱呢？

　　我曾经和一位有经验的营养专家探讨过大众关注的常见病问题，按照他的理念，其实假如患者可以依照科学的饮食搭配比例，拒绝不必要的美食诱惑，再加上合理的运动，大部分的常见富贵型疾病都是可以在饮食结构的调整下得以控制、治愈的。

　　他就接手过很多这样鲜活的案例，有些曾经很严重的糖尿病患者，经过合理的膳食控制，将药量一减再减，有些甚至成功地告别的药物治疗，保持规范饮食，几年血糖都处于健康平稳状态。

　　由此可以看出，从医疗角度，精准营养产品的发展市场还是非常广大的。有一天精准营养面向医疗市场，人们开始针对自己不同的病情需要，来选择最适合自己的精准营养，它源于天然食物提取精华，不是单纯的微量元素，也不是概念中的营养品，更不是含有三分毒的药。它的功能在我们一日三餐的进食中，可以有效地保证我们在食用的过程中看到满意的效果。而此时，全新的饮食理念将重新变革我们的大脑，刷新固有的主食芯片的饮食结构理念。它不仅可以补充人体所需的营养，还可以有效地改善疾病给我们健康造成的影响，倘若真能做到，那发展潜力无疑是空前绝后。

　　元素周期表里有 118 种元素，人体中已经探明的就有 90 多种元素。而这些元素完全都可以从摄食的食物身上得到补给，当身体所需的元素均衡，身体也就呈现出健康良好的状态，从这个角度来说，精准营养是完全可以通过有效研发实现这一目标的。

第四篇

主食芯片的展望

——饮食结构的重组，健康与美味多样性的颠覆

经济越发展，食品的种类就越会朝着多样化发展，在这个过程中，很多新兴的食物类型和摄食理念会伴随着人们生活质量的提高衍生出来，以至于这一切足以颠覆我们固有的饮食结构。此时我们的思想在转化，大脑的主食芯片也在发生着改变。而食物的结构也在人们日益高超的驯化过程中，不断完善和重组，它们内在的功能精华将会得到全方位的开发。重组以后的饮食结构，相比于过去会更加美味、健康，随之而来的将会是新一轮升级版的种类多样性。它将颠覆固有的食物品种，带给我们更新鲜、更有效率的别样享受。

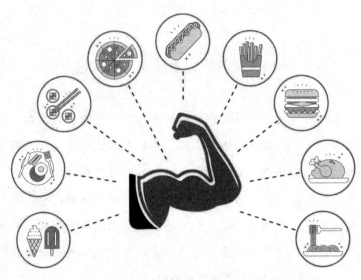

第十章
用吃饭让身体恒久保持在最满意的状态

　　不管你从事什么工作，都要经历一日三餐，吃饭这件事关乎我们的生命和健康。为了能够更好地保证生活质量，人们必然会在吃饭这件事上提出更高的要求，探索更高层次的课题。他们希望在摄食过程中，让自己恒久保持在最为满意的状态，他们希望自己碗里的食物功能强大、营养丰富，他们希望当自己处在生命旅程的特殊时期时，能够让送到嘴里的食物成为自己拥有美好人生的强大助力。为此，人类将不断地对各类食材进行探索，不断开发其内在潜质和功能，从而让它更好地为人类的健康服务。相信随着时代的前进，人们身体的很多问题，都可以通过简单的吃饭予以解决，这不仅仅是一个梦，因为它一定会梦想成真。

不同人生阶段，不同的主食课题

人生的旅程是分阶段的，不同的阶段有不同阶段的需求，对于主食而言，孩子的需求与成人不同，年轻人的需求与老人不同，最美好的饮食结构状态，莫过于在最对的时间遇见最对的食物。对于精准营养而言，只有针对人生不同阶段有针对性地研发与创造，才能最大限度地满足消费需求。人们渴望在自己现有的阶段，快速看到效果，这才是精准营养最有价值的体现，它无形地影响着我们的生活，也把我们带到一个更健康的美好时代。

一个朋友谈笑着说："有一次，去了一家宠物商店，上面的宠物食物标得很有意思例如'宝贝三月食''狗狗一岁食'，让人觉得现在宠物活得都那么精致。"

事实上，未来的精准营养很可能颠覆我们原本的食物购买取向，让我们对照自己当下所处的年龄阶段，以及身体体质情况，在不同的年龄段去寻找最适合自己的精准营养产品，而到那时，不同口味、不同配方、不同搭配比例的精准营养也必将迎来属于我们的全胜时代。它方便、快捷，能帮助我们很快看到成效，并根据我们的年龄成长段位来量身打造，更适合我们身体的内在需求。而那个时候的我们因为彻底接受了这一新型的主食芯片饮食结构，会变得越来越健康，越来越长寿，越来越年轻。如果再进行更远的畅想和展望的话，或许有一天人类利用精准营养和尖端科技实现永生也并不是不可能的事情。

　　世界每天都是崭新的，它不断地敦促着人类为改变自己命运提出新的课题，而在我们整个人生的历程中，又何尝不是在经历着一系列问题的考验！精准营养的出现，必将经历无数的科技洗礼，才能越来越与我们人体需求相应，而在这一个个有待挖掘的课题中，我们不但看到了自己不同阶段的需求，同时也对自己碗里的饭有了更美好的期待。希望在不远的将来，我们碗中的精准营养能给我们带来更多好处，但愿这美好的一天不要让我们等得太久。

手术创伤的病人需要的精准营养

　　大家都知道，人一动了大手术，元气就会受到很大的伤害，身体的困扰也会随之而来，甚至连如厕都可能导致伤口重新绽开。针对这一系列的问题，人们迫切希望通过优化的饮食来更好地解决问题，这也正是为什么功能性主食的研发受到临床医学的关注和重视。

　　人们常说："伤筋动骨一百天。"假如是经历了一场大手术，那身体肯定是要人为性地受到创伤，元气大伤。对于术后的患者而言，身体不但要忍受伤口愈合的疼痛感，在元气恢复方面，必然要对饮食做出更好的选择，有些能吃，有些不能吃，有些要多吃，有些要少吃。可对于一般人而言，对这方面的知识甚少，究竟应该怎样更好地调理自己的身体呢？

　　其实，针对经历了手术创伤的患者来说，有很多特殊的情况都是与正常体质存在一定区别的。例如，免疫力低下，伤口极易感染，卧床时间太长而导致的便秘，术后恢复中出现的应激性溃疡，菌群胃肠功能紊乱等。如何快速有效地帮助患者应对诸如此类的困扰，帮助他们更好地度过自己的恢复阶段，将成为临床型精准营养所要解决的核心问题。

事实上，尽管现在医疗水平越来越发达，医药行业发展迅猛，很多药物对人体作用很快，但究其本质，它也针对人体病态情况进行药物治疗，与食物的中和性修复还是存在一定差异的。尽管食物不能代替药物在人体中发挥作用，但其内涵的丰富营养，的确对人们病体的康复存在积极价值。而作为精准营养，又是如何做到帮助患者有效调节身体，快速恢复健康的呢？这一切要从各种病患问题说起。

恢复元气

术后患者要补充一定量的微量元素，不同的微量元素具有自身特色的调理作用。例如，锌元素可有效缩短伤口肉芽的形成时间，提高肌肉生产胶原纤维的能力，从而有助于伤口的快速愈合。碳水化合物是热能的主要来源，占总热能量的60%～70%，如果术后没有及时补充碳水化合物，饮食蛋白将作为热能被消耗，对患者身体的康复十分不利的。此外，及时补充维生素也是非常有必要的，维生素与创伤及手术伤口愈合有着密切的关系，假如营养状况良好，患者在术后水溶性维生素比正常的需要高出2～3倍，而且一定量的维生素本身就是胶原蛋白合成的基础原料，而胶原蛋白又是伤口愈合所必需成分。此外，维生素中的维生素B族与碳水化合物之间存在密切的关系，对伤口愈合也有较大影响。

作为精准营养，这些微量元素的补给绝对不能缺少，它必然会在食材中进行炼选，经过细致的加工技术，将各路食材的营养元素进行有效重组，将其内在的功能性最大限度地开发出来，以此来更好地帮助患者恢复元气，修复伤口。

因卧床导致的便秘

很多患者在术后因为伤口未痊愈不得不长时间卧床，因为没有活动量，所以很容易造成便秘，虽然这看起来是小事，但稍不注意很可能就会对正在修复的伤口造成很大的影响。术后康复阶段的患者，因为便秘，其所施予的压力高过股压，上厕所的时候很可能导致伤口绽开，严重的还可能会造成感染。

针对这个问题，精准营养必然会加入一定量的膳食纤维和活化因子，来帮助患者有效地缓解便秘的困扰，更顺畅地将体内垃圾排除体外。

肠胃菌群紊乱

对于正常人来说，肠道菌群是按一定的比例组合的，各菌间互相制约，互相依存，从而形成了一个平衡的生态系统。一旦我们的机体因为外部环境的改变而发生变化，例如，因为术后消炎而服用了过量的抗生素，敏感肠菌就会因此被抑制，而未被抑制的细菌就会趁机大量繁殖，引起菌群失调，原本正常的平衡状态就会被破坏，从而产生病理性组合，引发胃肠菌群失调症。

针对这个问题，精准营养就要针对失衡的菌群状态进行调整，释放对应的活化因子，及时恢复菌群相互制约、彼此依存的平衡状态，从而在最短的时间针对胃肠菌群失调的症状进行调整，确保患者保持在健康平稳的恢复状态。

当然精准营养作用于临床的项目还有很多，例如，我们前面讲的针对ICU重症监护室的患者生活不能自理、意识不清的重症状态，从进食角度来说，精准营养也可以发挥相当不错的作用和效果，不论是导管型，还是喷雾式吸入型，都可以帮助患者克服营养难以吸收的病状难题。

在医学临床上，精准营养的应用框架正在逐渐成型，相信在不久的将来，它将会以全新的形式和面貌与大众见面，术后患者将会在药食双向调理的过程中，快速地恢复健康，重整元气，而功能性主食作用于医疗临床的效果，也会逐渐彰显出来。它将更好地在各个方面为人类服务，尽管我们不知道功能性主食的发展潜力有多大，但至少有一点不容置疑，它的出现会优化我们的就医条件，术后康复、恢复体能的过程将不再困难。科技再向前迈进一步，或许手术与康复的时间都会有效的缩短，人们伤口的愈合速度会加快，其速度有可能超乎我们的想象。

瘦身减肥型的精准营养

这个时代已经把大众引向一个全民瘦身的主流方向，大家以瘦为美，觉得瘦是一种健康的表现。因此，很多爱美人士为了能够达到自己满意的样子，不惜采取一切办法来保持自己的身材。正是源于此，各种瘦身药、瘦身产品充斥市场，受到人们的推崇和关注。事实上，健康的瘦身要考虑到很多因素，想要瘦得健康，绝对不能不吃饭，那么究竟每顿饭该怎么吃？或许在精准营养世界里，你会找到一个更为满意的解释和答案。

对于减肥而言，很多人都觉得那是一件很痛苦的事情，脂肪越多，运动量就要越大，而且吃饭也要相当注意。否则一个不留神，运动消耗的那点脂肪就会不减反增，成为一件越来越让人头疼的事。

如果有一天有这么一款主食，能让你在无形中一边吃饭一边瘦身，而且味道还很不错，那将是一种怎样美好的美食体验呢？

据老人回忆，过去的中国胖人很少，走在大街上，大家的体形一般都属于标准范围，偶尔碰到一个胖一些的，大家就会多看两眼，羡慕地说："这个人家里日子一定过得不错，一看富态样就有福气。"

　　而现在，很多小孩子还没上小学就已经成了小胖墩，没跑几步就气喘吁吁，严重影响了身体健康。很多年轻人每天加班熬夜，饮食不规律，体态也开始臃肿起来，诸如常见的大屁股、水桶腰、大象腿、蝴蝶袖等，这些肥胖不断地摧残着他们对于美感的追求。可天天运动自己工作又不允许，饮食稍微没控制好，体重马上飙升，每当看到电子秤上又多了数字，内心就会倍受打击，这样下去可怎么办啊？

　　如今很多减肥食谱在网络、杂志上疯传，吸引了无数想变得更好看的年轻男女。而每当谈到美容话题的时候，人们想到的一般都是"既要少吃又要会吃"这样的话题。

　　电视里关于减肥的报道有很多，一些女孩为了能够减肥成功，患上了厌食症，甚至用不吃东西服用减肥药这样的方法，最终导致身体严重低血糖，每天头晕耳鸣，睡眠质量差。这种不健康的减肥方式实在是太不划算了。

　　有很多减肥药品，之所以具有减肥的功效，主要是因为其含有一种叫作西布曲明的元素——一种五羟色胺抑制剂，也称为"情绪抑制剂"。这种抑制剂对食欲、情绪以及身体状况的影响较大，通过这种方式来抑制食欲，就会造成精神疾病的发生率提高。还有一种富含奥利司他元素的减肥药，它是一种脂肪酶抑制剂，但对于每餐脂肪含量摄入不高的人，减肥效果就没有那么明显。由此看来，单纯地服用减肥药，效果未必会有我们想象得那么好，真正想达到减肥的目的是由诸多因素驱动的。

　　那么究竟有没有什么方法，既可以满足饱腹感的味觉，又能让身体吸收到可吸收的营养，同时还能有效地抑制或减轻我们的体重呢？

　　其实，长时间以来，很多食品科研开发机构都将目光置于人类减肥这件健康大事业上。

　　纵观市场，有很多种与精准营养相似的减肥产品问世，例如，能够增强饱腹感的代餐奶昔，能够替代饮食的代餐粉，或者是一些没有任何脂肪能量含量的减肥饼干，它们一经问世就备受推崇。而事实证明，很多人在服用了以后，确实也达到了减肥的目的，但真正论及对身体是否能达到零伤害，是不是真的可以保证人体所需营养及时供给不流失，那就要在心里打上一个问号了。

一味用减肥产品减肥，或是过分相信控制食欲不吃饭，对身体来说真的伤害不小，而且从长远的减肥目的来看，很可能收效也不是那么明显，稍微不注意，体重反弹的概率是很高的。而真正健康的减肥方法，就是能够合理调整自己的饮食结构搭配，有选择地摄取营养成分，再加上科学的作息时间和合理的运动，这才是最理想的减肥方式。

这时候有人会说，那也实在太麻烦了，一家人坐在一起吃饭，就你要讲什么减肥营养搭配，掌勺的亲人说不定就要增加很多额外工作，而且即便真的配合着去做，也未必能够达到你满意，家庭关系是很受考验的。可如果不按照饮食计划实施，瘦身的梦想就无法实现，那到底该怎么办呢？事实上，假如你选择了主食芯片中的精准营养系统，这点小事根本不成问题。

相比于现在市面上的这些减肥食品，精准营养讲求的是营养配方的黄金比例，以及从原始食物中的精华萃取技术。举例来说，我们知道薏米、红豆、冬瓜等一类的食材具有很好的瘦身效果，可你要把这些食材找来进行烹煮，煮一大锅自己也吃不了，口感上自己也未必能接受。但假如采取萃取精华的方式，让食物营养经过科学的加工得以最大限度的提炼，最终浓缩成一袋营养价值极高，可以快速达到瘦身目的的精准营养餐，那感觉就要比前者好得多。通过科学地调味，这包精准营养的口感会更迎合大众的口味，不论是从市场价值还是从利润回报上看都是非常可观的。

每个人都想让自己长时间保持苗条身材，但又在某种程度上存在着惰性，而精准营养，完全可以针对这些问题做出调整，让人们在简单快捷的饮食中轻松实现自己的瘦身目标。既不用耽误太多的时间，又没必要把自己搞得多么疲惫，只要一日三餐好好吃，营养就可以摄入均衡，而且还能有效地促进新陈代谢、脂肪燃烧，这样完美的食物，想必还没推向市场，就已经要被人想疯了。

与食用其他减肥食品相比，精准营养还可以针对不同体质、不同部位的肥胖做出调整。例如，有人体质偏寒，不适宜使用包含过于寒性食材的精准营养，那么他就可以选择一款适合自己的能调节脾胃的，以温热型食材为主的精准营养。有些人上半身不胖，却对下半身体形不太满意，那么精准营养也可以对这个问题有针对性的在主食配方上做出调整。

我们相信，随着技术的提升，精准营养的款式也会越来越多样化，它将为人类更高层次的大健康需求服务，成为千家万户新饮食结构下的主食福音，帮助我们成就一个更满意的自己。

修复容颜的精准营养

每个人都希望自己能够长久保持俏丽的容颜，然而岁月无情，免不了要在我们的脸上留下岁月的痕迹，同时，痘痘、色斑这样的问题会让自己头疼。假如这时候能够有这么一款功能性主食，让我们在一日三餐中有效调节身体，最终消除这些容颜上的困扰，由内而外地修复容颜，那该是一件多么幸福的事啊！现在，我们的梦想正在一步步向现实靠近。

人上了岁数，脸上就开始出现各种各样的问题，先是眼睛出现细纹、鱼尾纹，然后紧跟着脖子皮肤开始松弛，再然后脸上三角区部位、嘴角都出现不同程度的皱纹，让原本水分饱满的皮肤开始干瘪，颜色开始暗沉下来，整个人的精神面貌就会表现出明显的老态，这是所有人都不愿意看到的。

那么究竟有没有什么方法能有效地调理皮肤，让自己青春永驻呢？

皮肤是人体面积最大的器官，皮肤结构也是有层次的。享有冰清玉洁的皮肤，是大多数女性的健康诉求。皮肤干涩，多喝水，是最基本的信条。都说女人是水做的，不多喝水怎么能保持皮肤的水性呢？

喜欢熬夜的人，身体的代谢和排毒能力会变弱，就会有越来越多的毒素堆积在皮肤上，这样皮肤就是变得没有光泽。皮肤的黑白主要和色素沉积有关，美白的像维生素E和维生素C富含在水果蔬菜以及肉蛋奶中，挑食的女生很难有好皮肤。

其实，对于修复容颜保持青春这件事，仅仅依靠外调是无法解决问题的，很多女性朋友不惜花重金动手术在自己脸上开刀，甚至以注射的方式，将一些所谓的活性物质注射进皮肤，当时看上去确实很有效果，但真的禁不起时间的推敲。有一位爱美的女士感言：

> 我用了美容注射的方法，当时觉得自己一下找回了自信，可是不到半年，发现自己的状态一下回到了"解放前"。没有办法，还得花钱再去打，最近觉得自己的脸好像僵化了，表情麻木，笑起来一点都不自然，于是心一下慌了，早知这样，说什么也不会做出这样的选择。

由此可见，单纯以外部干预的方法解决容颜修复问题并不科学。我们要

想拥有不老的容颜，饮食上一定要提前做好功课，而精准营养可以针对我们体质的不同情况，在配方食材比例上做出有效调整

例如，有些人面色无华，需要调理脾胃，那么在精准营养的配方比例上就要加入一些可以健脾养胃的食材，让脾胃慢慢恢复强健，从而重新焕发出健康活力，达到有效提亮肤色的效果。有些女士之所以肤色暗沉，是因为出现了卵巢早衰的现象，那么在精准营养中，就应该针对这一项妇科问题，提炼恢复卵巢活力的食物元素精华，让她在饮食的过程中，不断激活修复卵巢的活力，从而在身体越来越健康的情况下，重新找回自己俊美的容颜。这一切真的可能吗？当然可能。

目前，很多相关科研机构针对这一系列的需求，开展着自己的科学研究，由内而外滋养皮肤的娇娃食品就是养颜瑰宝。未来的高科技的精准营养很可能会以我们完全意想不到的全新面貌出现。

试想一下，假如有一天，我们所吃到的食物以这些元素为基础架构，并加入了更为丰富的养分，其功能性在高技术含量的运作加工下，将给我们带来怎样非比寻常的享受？或许在未来，我们会在商品货架上看到针对不同受众群体而特殊研制的焕颜功能性主食，不论是淡斑型、祛痘型、抗皱型，还是提亮肤色型，每一款都有着自己独立的配方，在营养结构上自成一体。那个时候，人们的主食芯片饮食结构，必将更偏向于精准营养。

恢复精力旺盛的男性精准营养

随着工作压力和生活压力的加大，很多男性朋友陷入了亚健康状态，他们开始焦虑，对很多事情力不从心，甚至感觉记忆力下降。

此时的他们迫切希望能够找到一种简便的途径帮助自己提升精力，而精准营养，恰恰可以利用自身的优势很好地帮助他们解决这个问题。简简单单的一顿饭，使能量在体内快速地吸收转化，几分钟后，疲惫的身体如获新生，这是多少人梦寐以求的事啊！

前段时间有个女性朋友抱怨她的老公：

> 谈恋爱的时候他跟我说，以后你就在家负责貌美如花，让我来负责赚钱养家，可现在你再看看他，每天无精打采的，回到家几乎没有表情，就知道往沙发上"葛优躺"，你跟他说句话他都懒得搭理你，这样的婚姻还有什么劲啊！

或许很多男性朋友听了这样的话心里会觉得委屈，自己每天上班很辛苦，朝九晚五还好，遇到加班时就跟打仗一样，女人总觉得自己带孩子辛苦，却不晓得他们的压力有多大。

据世界卫生组织的调查结果显示，全球大约有35%的人正处在亚健康状态。而在整个亚健康人群中，中年男性所占的比例高达75%，职业男性亚健康状态所占比例则更高。由此不难看出，改善男性亚健康状态是当今社会亟待解决的问题。

或许很多男性朋友，都有过类似的体验，总觉得干什么都提不起兴致，精神很疲惫，脾气越来越焦躁，四肢沉重，晚上睡眠紧张。时间长了，就担心自己的身体出现大问题了，可到医院检查后，发现什么问题也没有。但工作时又觉得力不从心，提不起兴致。如果是这样，说明你的身体已经处于亚健康状态了。

很多男性朋友因为忙，在饮食上没有规律，早餐总是凑合对付着，到了中午工作忙不完，工作餐也是凑合。晚上本应该少吃有利于健康，却抵不过家里丰盛饭菜的引诱，自然会吃得意犹未尽。如果你事业心太强，那么越是到了晚上越是要忙于应酬，拖着醉醺醺的身体回到家，长此以往，就有可能患上脂肪肝、酒精肝。

那么如何才能有效提升男性精力，让他们更专注于事业，更好地经营自己的生活、维系家人的安乐呢？除了平时注意养成良好的行为习惯外，其中一个很重要的部分就是要注意饮食。

而精准营养饮食结合男性脾胃运化功能减弱，肝脏压力大，肾气不足，神疲乏力等多种症状，精准营养会进行有针对性的营养开方，将所需营养元素进行有机排列，并对食物进行合理驯化，进行智能化科技加工，最终呈现出一款具有强大功能的，能够有效帮助男性朋友恢复体力、精力的精准营养。

精准营养营养丰富，包含维生素 B 族、维生素 C、维生素 E、膳食纤维、番茄素、软灵脂、脑磷脂、谷氨酸、藻胶酸、甘露醇、钾、碘及多种微量元素，能帮助他们有效对抗工作中的疲劳情况，快速提升能量、精力，以更饱满的状态投入到工作中去。

事实上，对于男性朋友来说，对精准营养的选择更偏重于实用化，精准营养在他们眼中首先是商品，其次才是食物。既然是商品，就存在价值，所以他们首先考虑的是自己付出了一定价格的成本以后，究竟能从中得到哪些好处，这份食物有什么功效、多长时间见效。

精准营养提升时效，将会成为今后科研立项的课题，如何能够让食物在进入人体后快速进行良性运作，快速地对人体产生作用和效果，这说起来容易，想做成功确实存在挑战。所以，针对男性朋友工作繁忙、没有过多时间来调节自身饮食的情况，精准营养必须及时对自己的结构进行调整，力求以极简的形式为他们的身体提供营养。

一小份精准营养，其富含的内容含量，相当于一顿种类丰盛的大餐。仅需要几分钟的时间，就可以帮助人体得到很好的能量补给，而且还能做到百分之百地有效吸收，减少脏器运化的压力。吃完饭，闭上眼睛休息一刻钟，马上就可以恢复到精力充沛的状态，而且精神愉悦，对工作也更有信心了。

说了这么多，大家是不是已经开始对精准营养时代的来临充满期待了呢？其实从现在的发展形势来看，这样的等待并不会很漫长，当人们的内在需求与科技发展速度保持一致的时候，随之衍生出的产品必然会以最快的速度投入市场。假如有一天，精准营养成为男性朋友公文包里必带的快捷主食产品，经过不到一分钟的处理就烹制成型，三分钟到五分钟以后饮食完毕，这样颠覆型的饮食概念，自然也会成为一大亮点。

改变我们主食芯片的精准营养就有这样的魔力，它总能让我们放下一些诱惑的同时，有更多的时间和力气做最重要的事情。倘若你可以全然接受它、体验它，那你的生活效率和工作效率一定会有所改变，并且是朝着你理想的状态来改变。

慢性疾病的调理型主食

人到了一定岁数，如果不注意身体就很容易生成诸多慢性疾病，虽然不至于搭上生命，但每天与慢性病朝夕相处，确实烦心，谁也不愿意还没吃饭先吃药，动不动就往医院跑。但如果有一天能够有一款这样的主食，专门针对慢性疾病进行调理，以此来改善药物治疗的局面，那对于自身的健康应该是大有益处的。这恰恰正是精准营养的努力方向，人们总是为自己的需求，在不断的探索中寻觅解决难题的金钥匙。

随着生活条件越来越好，人们的饮食选择越来越丰富，也正是这个原因，大家就开始在饮食结构上出现各种各样的问题，与此同时伴随着工作压力的加大，人们的运动量也越来越少，作息时间也越来越不规律，凌晨一两点钟精神还在兴奋状态，很多人年轻的时候沉迷于夜生活的美好，等到上了岁数就发现自己的健康出了问题。人到中年，好几种慢性病找上门来，而医生给自己的答复是："坚持吃药吧！说不定这病你得带一辈子了。"

我们在聚会时经常会发现一些年轻朋友点了菜还没动筷子，就开始说："哎呦，对了我得先吃药。"于是从兜里拿出个瓶瓶罐罐，找服务员要来一杯白开水，先得把这左一小片右一小片的"小零食"塞进嘴里，然后才如释重负，开始享用美食，一边吃还一边说："怎么饭馆里的菜都放糖了，我还不敢点甜口的，最近这血糖啊……唉！慢性病！真没办法！"

人们最常见的慢性病是三高，指的是高血压、高血脂、高血糖。而如今还多了一高，便是高尿酸。科研机构在不断进行研究，希望能够找到切实有效的方法，快速解决慢性疾病给人类健康带来的伤害。但迄今为止，尽管药品在一代代地进行改良和更新，但对病情只能是起到控制作用，想要彻底根除，则需要患者与医生建立更为长久的医患信任，从用药、饮食、作息时间等方面进行全方位的调整。

饮食绝对是调整慢性疾病的一个非常重要的环节，只要饮食搭配合理，再配合科学有效的作息、运动，很多慢性疾病是有治愈希望的。

　　我有一个朋友，单位体检发现他的身体出现了三高的情况，医生建议他进行服药治疗，而且很可能终生脱离不了药物。起初他很沮丧，但经过一番审慎思考，他决定通过自我调理的方法控制病情，于是，他为自己做了很周密的饮食计划，每天吃几两菜，几两肉，放多少盐，用多少油，都有一个非常明确的标准。除此之外，他还每天坚持快步运动十公里。几个月下来，再去检查身体的时候，发现一切指标都正常了。于是，他继续保持自己的饮食结构，到现在也没有出现任何病理反应。

　　或许有些朋友会说："我每天上班那么忙，哪有时间每天给自己安排得那么精细啊？每天早上有什么吃什么，中午工作餐有什么吃什么，好不容等到了晚上，却说吃得太好会影响健康，这不是要人命吗？这样的情况，我究竟该怎么吃呢？"

　　方法其实也很简单，每天包里放上一两包针对自身慢性病搭配好的功能性主食，到了饭点定期食用，一切就可以轻松搞定。在功能性主食的科学营养配比下，我们不用再担心什么该吃什么不该吃，我们也不用再担心吃过了量就会引起慢性病发作，一切配比定量绝对能达到刚刚好的范围，既可以有效地吸收营养，又能够起到调节慢性疾病的作用。

　　现在说到慢性疾病，人类在饮食调理上还局限于一日三餐的荤素营养搭配，偶尔推出一个近似于精准营养的产品，大家也会审视对待，心中不断的产生疑问："这东西，真的能解决问题吗？"

　　在选择精准营养前，我们应该先精准把握自己的身体健康状况。功能医学认为如果我们把人体比作一棵树，树上的树叶枯萎了，就类似我们某一个器官得病了，传统医学和功能医学的分析思路完全不同。

传统医学检验（找病）

◎是什么病？（树叶枯萎了）

◎找出致病单一原因。（有害虫）

◎将不同病症分开认定。（树叶枯萎和树枝、树干无关）

◎病理诊断。（研究枯叶细胞）

功能医学检验（找健康）

◎为什么生病？（是不是缺水？是不是日照时间过长？是不是营养偏差？）

◎考虑复杂的内部连动关系。（树叶枯萎和树枝、树干、树根、土壤都有关系，全面分析这些因素）

◎不同病症间的关联性。（不同枯叶可能病因不同，缺磷的枯叶和缺钾的枯叶表现不同）

◎将身体功能具体量化。（分析树叶、树枝、树干、树根的水分、养分、结构是否异常；分析土壤所含的养分是否不足）

　　我们去医院看病只能解决表象问题，而导致疾病背后的因素是没法分析出来的，更不要说对因治疗了。我们也很清楚，所有的慢性病都不是一天生成的，都是由日积月累的器官损伤造成，而其中最大的损伤来自我们的饮食和营养，其他因素还包括不良环境、生活习惯、心理情绪、睡眠休息等。不把根源改变了，即使在医院处理了表面的病痛，以后还会有更严重的疾病等着我们。

　　对于慢性病，传统医疗模式已经无法满足人们的健康诉求。海量临床证据表明，从饮食营养入手结合运动才是重获健康的有效办法，饮食营养离不开精准的身体状况分析、消化吸收功能分析、营养代谢功能分析、解毒排毒能力分析……同样，也离不开个性化的营养食疗指导和源于天然高于自然的主食摄入。精准营养＋功能康复医学的防患模式将是每个人不可或缺的健康工具。

精准营养强调人体基因和营养需求的个性化，从每个人的基因分析着手，为人们制订个性化的营养补充方案。未来人们的营养补充方案和膳食方案都是建立在基因、环境和功能分析的基础上的，而绝对不是仅仅以现在官方膳食宝塔为基准的普适型营养建议。

传统营养学不涉及个性化的身体功能检测，只是根据粗略的身高体重、疾病类型、年龄阶段等信息制订简单的标准化营养饮食方案。精准饮食营养则根据所有和饮食、代谢、吸收甚至基因表达有关的个性化指标（如食物不耐受检测、维生素代谢功能测试、氨基酸代谢功能测试）来明确每位患者需要哪些营养，需要哪些忌口，从而给以最适合个体的营养饮食方案。营养和饮食早已不再是为了满足口欲和生存的选择，而是维持我们身体健康最重要的基石，是健康领域不可或缺的一大组成部分。

精准营养的作用就在于，它可以有效地利用药食同源的道理，针对人们每天要经历的一日三餐，做出更为合理的饮食规划，它省去了烦琐的食材选择过程，所有一天所需的营养一个小餐包就全方位解决了。饮食结构科学了，摄食营养均衡了，每天都是不多不少刚刚好的状态，时间一长，身体自然就会朝着更健康的方向发展，慢性疾病也就自然而然地随之消失了。

相信不久的将来，我们主食芯片中精准营养的饮食结构，将给我们带来非同凡响的主食效果，那将会是一种怎样的进食体验？它又将给我们的慢性疾病带来怎样的福音呢？千呼万唤的期待，让我们拭目以待。

让老人返老还童的青春不老食

人老了，各方面机能都呈现下降趋势，但对于当代的老年人而言，他们内心渴望的仍然是返老还童、青春不老的生活状态，他们希望能够通过进食的方法，让自己的身体长期保持在健康的状态，有效提高自己的生活质量，让自己看起来更有精神、更有活力。面对这一领域的需求，我们主食芯片中的新型主食结构——精准营养，又将给我们带来怎样的惊喜呢？

目前，我国已经步入老龄化社会，越来越多的人把关注点转移到如何能有效提高自己退休后的生活质量上。当人上了岁数，又告别了工作，人一轻松下来，就会对身体上的一些病痛有了感觉。正应了那句话："年轻的时候拿命赚钱，岁数大了拿钱买命。"

一进医院，我们就会发现很多大爷大妈在那里排队开药，一开就是一大兜子。一问怎么回事儿，对方就会无奈地说："唉！没办法，人老了，人体机能不行啦，得调理啊，要不万一真的得了什么病，一不小心那可就是一大笔花费，太高级的调理费咱花不起，只能开点药回家吃吃啦！想当年年轻的时候，我连医院在哪儿都不知道，从来没去过。现在可好，成这里的常客啦。"

实话说，现在很多老年人对每一种药的药性并不是很了解，也不知道哪一种更适合自己，很多人都是通过电视或报纸上介绍的一些内容，对比自己当下的情况，就相信某种药物具有调理身体的神奇功效，而自己吃了它就能越来越健康。结果造成药不对症，适得其反。由此看来，以药调身，提前吃药预防疾病这种理念并不完全正确。即便是我国古中医说药食同源，但至少也要做到对症下药，无论是材料的搭配，还是用量，都要有一定的科学标准。

针对这个问题，能否有一种食物，既可以有效解决一些老龄化体质健康问题，又可以有效达到预防疾病的作用，同时还没有药物的毒副作用，从口感上也更容易被大众所接受？说实话，这样的描述说得不就是精准营养的作用和功效吗？

如今市面上销售的适合老年人健康保健的营养食品，比如螺旋藻、核桃粉、壮骨粉、蛋白粉等，深受老年人的追捧和青睐。不可否认，这样的食物产品从当下来看，确实能够对老年人的身体起到一定的营养作用，但它的呈现只局限在粗加工的范围内，没有达到精准营养的浓缩萃取、精细化制作的标准。

这就好比我们平时在家将几种食材打成粉末或糊糊来食用，从原理上来讲，确实有利于吞咽和人体吸收，但那也只局限于粗加工，无论是从身体的营养吸收，还是从食物元素的均衡搭配上都是存在缺陷的。

而精准营养则可以很轻松地做到这点，一份精准营养，其中每一味食材的营养比例都是经过科学搭配的，它的配置更加精细化，刚好能够达到促进人体吸收的最佳量度，让各种营养元素各司其职，以此来全方位强化老年人的身体活力。

从人体的角度来说，我们身体本身就是一个庞大而复杂的循环系统，其中的运作周而复始、循环往复。除了整个人体的大循环，还有组成人体的各个部件各自的"小循环"，简单来说，就是人体各个器官更换状态的周期。

一般情况下，人体会在半年的时间内更新身体 98% 的组织细胞，当人慢慢步入老年，这种更新的速度就会放缓。因此，假如我们可以在遵循这种规律的同时，能够在饮食上有效启动主食芯片中的排毒模式，在排除毒素的同时，有效地摄食营养，增强细胞活性，让细胞不断地进行自我更新，那么用不了多长时间，我们就能够得到一个崭新而健康的自己。而这一切，通过高科技技术加工后的精准营养都可以轻松做到。

如今很多相关科研都在致力这方面的研究，试想一下，假如未来我们从内到外的给自己的身体洗个澡，以此来有效焕发自己青春的活力，那么就在设定好的时间内，进食具有强大排毒功能的精准营养，既不用担心自己会缺乏营养，又可以保证让自己的身体机能在这段自我更新的过程中焕发重生般的新面貌，即便是年龄在不断增长，也不会担心自己会因此而呈现老态。只要细胞因子是年轻的，人的状态就是年轻的，而诸如精神疲惫、慢性疾病这类的烦恼，也自然就不会再找上门来了。

由此看来，要想让步入老龄的自己青春永驻，并不是一件遥不可及的事情，但随着人们在这一领域的不断研发和努力，我们一定可以收获令人欣喜的骄人成果。或许那时候的我们对于饮食的概念会有一个全方位的颠覆，不但会在口感上提出更高的要求，还会将着眼点立足于它给我们身体所带来的效果和价值。人们面对一件事情首先想到的问题是："我能从中得到什么？这一切对我的价值是什么？"

不容置疑，当我们在各个方面的需求得到了满足时，如何让自己活得更久，并且保持年轻状态的议题就会越来越受到大家关注，这是一个迟早要解决的问题，而精准营养的研发，无疑是在这一领域的一次大胆而创新的尝试。

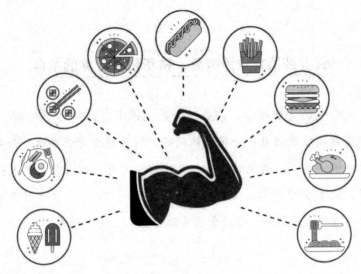

第十一章
效率型精准营养，快捷而富含全方位营养

在这个处处讲求效率的时代，人们越来越关注自己的生活成本和生命品质，如何能用最小的成本获得最大的利益，将是人们不断探究的永恒课题，工作如此，生活如此，饮食结构也是如此。但饮食这个环节，有点特别，它是每个人每天必须要面临的问题，想要快捷、简便地全面吸收营养，就需要人们在处理食材上提高技术质量。如何取其精华，如何做到摄食零伤害，如何增强细胞活力，如何有效调节自身情绪，这一系列的问题都需要人们在不断地更新思想，寻找到答案，而人们也必将为梦想的呈现付出加倍的努力，直到达成目标，直到新一轮目标的出现。

营养被器官快速吸收，精华精准营养的革命

如今吃的食物很多，内含的营养也很丰富，但对于人体而言，如何有效地吸收还是一个很大的问题。对于精准营养来说，开发食物的功能是第一，其次就是如何让这些功能在人的身体得到有效的呈现，让主食的营养在入口的那一刻就作用于人体，这或许是主食界的一次伟大的革命，它让食物更贴近健康，也更亲近需求。

我的一个朋友在单位体检的时候被查出患有缺铁性贫血，当时他很不能理解，自己明明是一个很注意健康饮食的人，平时荤素搭配合理，而且对食材的品质要求也很高，怎么好端端地就缺铁了呢？

对于饮食，很多人觉得只要自己把食物搭配好了，就是最佳的健康饮食方式，却不知在食物的世界里，有些元素所合成的物质是对人体营养吸收起反作用的。这也就是为什么有些人吃了富含营养的食物，还是不受补的原因。这些物质在营养学上学名为反营养物质，说的是食物中的一些物质，一旦摄入过多，就会妨碍到人体的营养吸收，甚至还可能会增加患病的危险系数。

那么，这些影响到我们身体正常营养吸收的物质究竟是什么呢？下面就让我们列举一二，来看看它们的庐山真面目，了解它们的破坏力到底有多大。

1. 反式脂肪

这种物质主要存在于氢化植物油配料的食物中，在平时吃的饼干、蛋挞、蛋糕、冷饮、奶茶等一系列食物中，是非常常见的一种物质。尽管这种物质耐高温，能够给人们带来甜香松软的口感，但对我们体内正常脂肪酸的平衡造成了干扰，从而降低了我们身体有益的高密度脂蛋白水平，长时间摄入很容易患上心脑血管疾病。

2. 亚硝酸盐

当下很多人在饮食中都是无肉不欢，但很多肉类食品中的亚硝酸盐对我们的身体健康着实是个考验。它能够让肉制品经过烹煮呈现出好看的粉红色，并具备一定的防腐作用。尽管这种物质本身无毒，但在碰到人体的胺类化合物就会相互反应，生成可怕的致癌物质亚硝胺。同时，人们通过研究证实，亚硝酸盐的摄入，能减少人体对碘的消化吸收，最终出现甲状腺疾病。

3. 合成色素

如今在食品中添加一定的色素成分已经是件很正常的事情了，不管是饮料还是甜点，都可以看到合成色素的影子。这种人工色素没有任何营养价值，反而还会影响到人体锌、铬等微量元素的吸收。很多研究证实，过度食用人工色素很可能会影响到孩子的大脑发育，导致多动症、注意力不集中等问题，此外对我们身体的代谢功能也存在一定的影响。

4. 铝

有些食物入口的时候，会给我们一种很蓬松的味觉感受，而事实上，促成这一效果的是一些食物添加剂，如明矾和碳酸氢钠，而这些添加剂中大多都含有铝的元素成分。而人体一旦摄入了这种金属元素是很难通过自身代谢彻底排出体外的。一旦它在体内积蓄，与多种蛋白质、酶结合，直接损害的就是我们人体最重要的器官、大脑的功能，严重的还可能引起痴呆，智力下降等疾病。

5. 草酸

草酸会阻碍食物中钙等矿物质的吸收，但这种物质却在蔬菜中普遍存在，但这并不意味着因为蔬菜中有这种物质，就拒绝摄食蔬菜。事实上，只要将其加以有效处理，大部分的草酸成分是可以去除的。例如，用沸水焯一下就可以去除一半左右的草酸。

看到这些阻碍我们摄食营养吸收的罪魁祸首，你是不是每天都在跟它们打交道？尽管我们可以很自信地说，自己很注重食物中的营养成分，但解决不了吸收问题，势必会影响人体整个机能的运化效率。

其实，对于吸收而言，最简单的说无非就是人体接受物质的过程。而营养吸收，就是机体接受外源物质，经过人体消化吸收、排泄等一系列的运作过程，让人体机能因为营养的补给而充满活力。因此，如何有效地将食材中的营养进行吸收，如何通过吃饭的方法让身体长期处于年轻、健康的状态，将成为人们在食物领域不断探索的重要方向。

那么，在不远的将来，人类的主食芯片中又将出现怎样富有安全性的精准营养结构呢？如何在浓缩食物精华之后，让这些开发出来的精髓元素彻底的被人体吸收呢？就目前而言，以下几种状态形式的食物元素，是最适宜人体吸收的，而这说不定就是精准营养食品进一步研发改良的方向。

第一种，水溶性维生素及矿物质的吸收

水溶性维生素及矿物质，可以不经过小肠内的消化过程就直接被人体吸收。所以，液态形式的食物更容易受到人体的青睐。在当下人们已经开始尝试着研发各种液态性质的精准营养食品，其内含有丰富的维生素和矿物质，在口感上也是大胆尝试和创新，诸如运动型饮料、减脂代餐奶昔，都是人们在开发食物功能的同时，对食物形式进行的大胆尝试。

第二种，脂类的吸收

就目前而言，脂类食物是最有利于人体吸收的一种，它在消化道内被分解为甘油和脂肪酸，甘油这种物质是可以被血液直接吸收的，而脂肪酸在消化道内与胆盐结合后，生成水溶性复合物，最终也被有效吸收。因此，在未来世界，人们必然会尝试将食材进行更有效的营养驯化，改变它们本身的性质形态，将其中的营养元素进行转化。也就是说，可以将人体所需的大部分实物营养物质，转化为有利于我们人体吸收的脂类，那么我们的生活质量、健康程度都会得到大幅度的提升。

第三种，蛋白质的吸收

蛋白质是人体必需的营养元素，它在消化道内被分解为氨基酸后，通过小肠黏膜吸收进身体，开始进入人体的血液循环，天然蛋白被蛋白酶水解后，其水解的产物大多为氨基酸和多肽，所以从人体吸收的角度来说，蛋白质形式的食物是很受身体青睐的。而在未来的新饮食时代，人们或许还会对各种食物进行驯化，开发出一种近似于蛋白质吸收形式的食品结构，让人们能在进食的过程中，将营养进行全面吸收，既营养健康，又摄食方便。这将是日后精准营养发展的一个绝好的研发方向。

从古到今，人们所向往的饮食理念就是取其精华，去其糟粕。但精华提取出来了，怎样有效吸收就成为了下一步的关键，而未来的精准营养，将会秉持利于人体吸收的食物结构模式，不断对食物进行研发和改造。到那时，人们手中的主食或许早已经不是米饭、面条那么简单，它们很可能是液体，很可能是脂类，甚至还有可能是吸入型的饮食新概念。除了形态的改变，这些食物的内在性质也会随之进行改变，多种食物的精华配比在一起，迸发出的一定是一种与众不同的效果和口感，它会快速地被我们人体的器官吸收。但在此之前，一场关于食品的功能革命，必将在人们千呼万唤的需求声中正式开启。

身体零度伤害的高端精准营养

从中医角度来说，不同的食物有不同食物的特质，尽管大千世界能给人类当食物的东西很多，但有阴有寒，有润有燥，有甜有苦，如何有效地吸收其精华，去除其内在对人体伤害的部分，将是开启功能主食强大力量的一个先决条件，对于人而言，我们本能最害怕的就是受到伤害，如何有效避免伤害，是我们毕生研究的课题，而对于食物的理解与驯化也是同样的道理。

当人们从过去的农业社会步入工业社会，各种机械的产生作为人手脚的延伸，为这个时代创造了更多的价值，而食品作为一种商品，也在这一浪潮下，开始批量加工、改造、生产，最终投向市场。以此为开端，人们的成本效率意识开始一次次地在大脑中根植强化，这一理念在整个产品生产的过程中被放在首位，而真正决定人类健康的品质问题到放到了其次。于是，当生产力上升到一定层次时，很多人因为多种饮食问题而出现病患，这时候大家才意识到食品安全对自己来说有多么地重要。

很长一段时间，人们都在下意识地忽略食物的品质，将可口的味觉感受放在首位。尽管他们知道及时补充健康的元素对自己身体有益，但面对那份上瘾的味觉诱惑，自己还是无法抑制。大千世界烹调的技艺有千万种，并不是每一种都有利于健康，但人们就是会贪图一时的饮食痛快，去选择美食而不是健康。

尽管人的自控能力有限，但当这一切上升到国计民生的理智层次时，大家还是关注到了食品安全的重要性。正所谓民以食为天，食以安为先。食物的安全，不仅仅关系到我们的当下，还影响着人类的未来。因此，如何在有效吸收食物营养的同时，将其对我们人体的伤害降到最低，甚至达到零度伤害的标准，将成为今后食物科研领域研究探索的方向之一。

但就目前而言，当今世界的食品安全问题，无论是从大众的饮食健康理念，还是从食品生产加工的过程方面，形势都相当严峻。

举个例子来说，前段时间，欧洲"毒鸡蛋"事件被闹得沸沸扬扬，时不时就会在调查的过程中爆出阵阵"丑闻"。这事件一发生，造成整个欧洲一片哗然，人们开始对欧盟一向引以为傲的食品安全机制产生质疑，以致让整个欧洲都因为这一事件而在食品安全保障问题上颜面扫地。

"毒鸡蛋"事件在欧洲继续发酵，根据德国农业部公布的信息，他们从进口自比利时和荷兰的鸡蛋中检验出了一种叫氟虫腈的有毒物质。而后，很多欧洲国家都相继出现连锁反应，爆出"丑闻"，说是经过检测表明，自己国家进口的鸡蛋中也存在氟虫腈含量超标的问题。

那么究竟什么是氟虫腈呢？

从化学品的角度来讲，氟虫腈可是一剂猛药，可以用来生产杀灭跳蚤、螨和虱的杀虫剂，被世界卫生组织列为"对人类有中毒性"的化学品。假如大量误食了含有这一物质的食品，很可能会导致人体肝肾以及甲状腺功能方面的损伤。

欧盟食品安全的律法规定，氟虫腈是不可以用在人类食品产业链的畜禽养殖过程中的，每千克食品中的氟虫腈残留不能超过 0.005 毫克。而就现在权威机构的检测结果，当下进口的这一波"毒鸡蛋"对人体造成的危害并不是很大。但即便对成年人不构成什么威胁，却对孩子的身体健康存在一定的影响。

一个比利时人说："以前我一直觉得欧洲的食品是非常安全的，可是自从爆出马肉"丑闻"以后，很多人就开始对欧洲食品的安全的信心降低了，这次又出了"毒鸡"蛋的事儿，更是让消费者不敢再对欧洲的食品放心了。随便吃个鸡蛋都不能让人放心，谁还会指望其他的食品安全可靠呢？"

就这样小小的一枚鸡蛋让整个欧洲都不得安宁，以至于整个欧洲各国密切的贸易关系和集中的生产体制都受到了影响。

食物是滋养自己的，不是伤害自己的，长久以来人们都在为实现食品零度伤害而做出努力。其中的内涵相当深、相当广。而想真正实现这一理想，除了严把食品质量关以外，还要解决诸多技术上的难题。例如，如何让人在饱餐以后，不至于给自己的胃部带来过多的压力和伤害。

讲到这儿，我们不妨来看一下我们在进食过程中胃部的活动情况。

当食物进入胃部的时候，它首先是存留在上端的（胃底）的，胃底是一个感觉神经很敏感的部分，根据我们摄入食物的量度，可以引发早饱、饱胀，激发胃的痉挛，从而出现剧痛等身体不适感。严重的还可能引发呕吐和胃食管返流。如果这种呕吐返流过于剧烈，人就会出现气道误吸、窒息等危险。

因此，在以后精准营养的加工技术中，就要首先考虑到人体胃部的耐受能力，如何让吃进去的食物具备一定的保养功能，降低其对人体的伤害系数。如果能很好地做到这一点，人们就不会再受到胃胀、痉挛等胃部不适的困扰。从中医的角度来说，胃乃后天之本，胃部有了可靠保证，人体的整个功能就会朝着更健康的方向良性运转。

其实，技术越是先进越是能够降低食物内在成分的危险系数，精准营养的特性就在于能够最大限度地开发食物内在的功能能量，并将其具有伤害力的弊端部分进行分解排除，最终呈现给人们的就是百分之百对自己有益的食物成分。

在今后人类的主食芯片中，很可能再也不会有食品不安全的摄食概念。从食材的种植、选拔、生产到送上人们的餐桌，每一个细节都包含了前沿智能科技和生物科技的智慧，它将会逐渐把人类的饮食结构引向高端，让人们站在更高的层次，领会这种高端精准营养的价值与效果；从而重新定义自己的饮食概念，并进行摄食的自我颠覆，更新自身饮食结构，开始自己主食芯片的变革，开始一段崭新的精准营养食物链接，也开始一段崭新的高端膳食新旅程。

修复维系大脑活力健康的主食能量

大脑是我们人体的中央司令部，它的健康影响着我们的全身。我们的思想、行为，乃至一切活动和创意莫不来源于此，如何有效开启它的能量，让我们的大脑长期保持健康活力，已经成为无数科研项目专家研究的课题。不可否认，在我们的整个人生旅途中，脑中的大部分细胞都在沉睡。如果通过一日三餐能让自己更聪明，那我们每天咀嚼的时候该是多么有成就感啊！

在这个崭新的时代，工作兢兢业业是所有业界人士必须秉持的工作态度，要想真正把工作做好，没有那百分之一的灵感是万万不行的。而灵感来自哪儿？它当然来源于我们大脑的奇妙反应。因此，如何保持好自己大脑的健康活力，将成为今后精准营养时代一个非常重要的研究课题。

大脑是生物在亿万年的进化中，到达一定阶段才出现的产物，是上天用智慧创造的杰作，很可能是宇宙间最为复杂的体系了。从解剖学来看，大脑在身体中占用的体积很小，却是每一个生命机体中最为核心的器官。

大脑是人体神经系统的中枢，是由众多神经元和神经纤维组成的，它能够有效地控制协调人体的行为、感觉、思维、记忆、情感等。也正是因为有了这样一个大脑，人们才具备说话、学习、想象、运动、相互交流的能力。由此可以说，大脑是人体的司令部，是帮助我们做出各种行为决断的战略总司令。

曾经有人把大脑比作计算机，不过目前还没有计算机可以超越大脑的能力。因为大脑是维护我们人体生命体征的重要器官，是人体每一个系统的直线调整中枢。它不断地给我们带来深刻的思想，还能有效地调节我们的情绪、行为以及人体各方面机能，而这一切是计算机所无法替代的。

当然，大脑并不是一台"永动机"，不管你什么时候想用，它都能朝气蓬勃的充满活力。因此想要让它青春常在，避免不必要的伤害和困扰，就需要源源不断地为它输送一定数量的优质养料，不断对它进行爱护和保养。否则，大脑就很有可能会出现早衰的现象，诸如记忆力减退、身心疲惫等一系列的问题会源源不断地出现。据有关医学认证，如果大脑供血中断超过10秒钟，人就很可能会出现意识丧失的情况，假如大脑长时间缺氧的话，还很可能引起大量脑细胞不可逆流性死亡，这对我们人体的伤害，是非常严重的。

人与生俱来的脑细胞大约有120亿个，而且这些数量一旦成型，就永远不会增加了，正常人这一辈子能启动其中的百分之十，就已经相当不错了，而近百分之九十的脑细胞始终处在沉睡抑制状态。

当人们进入成年，这些脑细胞将会逐渐死亡，但新的细胞却是不能再生，所以我们会在整个生命历程中发现，自己的脑力会越来越不好使，甚至一年比一年衰减下来。当下很多科研人员都将如何促进脑细胞再生，列为自己研究的课题方向。美国神经生物学家弗雷德·盖奇，就是其中之一。他认为，人脑中有一个叫"海马"的区域，决定了人的学习和记忆能力。只要能够想办法激发海马区的细胞孕育活力，使其不断地产生新细胞，人的大脑就会长时间保持在青春状态。

大脑中的细胞，并不像我们想象得那样脆弱，不一定会随着年龄的增长，一个个消亡死去，只要掌握得力的方法，我们是可以很好地控制它衰老的速度的。想要保持大脑持久的年轻态，就要不断地给予大脑最合适的能量补给，这与我们人体各个部位的补给方法如出一辙，当然是要先让自己好好吃饭。

大脑的健康，往往取决于我们平日里摄入的食物，你吃了什么，喝了什么，都会直接影响到自己的思想、感受和行为。事实上，别看大脑本身的体积不大，但其一天所要消耗的能量是非常大的。如何切实有效地为它选择最富有营养的食物，用营养均衡的美食喂饱它，就成为我们每天一定要履行的义务。

什么样的食物能够切实有效地帮助我们修复、维系大脑活力呢？在人类正在变革的主食芯片中，大家又将对此输入怎样的饮食结构概念呢？

从食物精准营养上挖掘，我们首先考虑的是每一样食材内在的营养元素，事实上，倘若能将每一样食材内在的营养元素有机地加以驯化和结合，所能创造的必将是史无前例的功能效应。

蛋白质是脑细胞的主要成分之一，也是支持脑细胞兴奋的物质基础。对于人的语言能力、思考能力、记忆能力、神经传导能力、运动能力等方面都起着相当重要的作用。假如人体在蛋白质上有所缺乏，会直接影响到脑部的发育，使神经传递受限，人就开始出现反应迟钝的症状。

此外，维生素B_1对保护大脑记忆力、减轻脑部疲劳都有非常重要的意义，对于那些工作压力大、用脑过度的朋友来说，及时补充一定量的维生素B_1能够对大脑起到有效的保护作用。

> 美国有一位营养生理教授普罗塞克博士，曾经做过这样一个实验，他找到了十个人，每人每天只给他们14000焦耳的食物，有的人食物里没有维生素B_1，有的人给了5毫克的维生素B_1，而后进行心理测试，检查他们的各种能力。结果他惊讶地发现，当人们缺乏维生素B_1时，精神状态会变得很差，脑机能也有不同程度的降低，在摄入一定量的维生素B_1后，境况就有所好转。当然，我们不能仅仅通过一个实验结果就断定，这种现象就只是因为缺乏维生素B_1的作用，但至少我们可以断定，维生素B_1是人体不能缺乏的一个重要部分。

由此可见，精准营养具有很大的发展潜力，人们一旦掌握了食物内在功能开发的技术渠道，就会一点点地把手中每一样食材的内在功能都开发到极致，到那时人们不仅仅知道哪些元素可以有效地修复维系自己的大脑活力，还会知道如何开发取得这些元素中最优质的部分，当优质的部分经过营养的比例搭配，变成了一款功能强大的精准营养食品，大脑就会在每天的进食过程中得到滋养和补给，人的头脑会越来越轻松，越来越富有智慧，行动力也变得越来越敏捷。

当然，我们也期待有一天人们可以调动不同领域的知识技能，开启大脑细胞再生的生命之门，并将开启的方法一步步地简单化、精良化，不用耗费太长时间、财力、物力，而是仅仅集中在一日三餐，利用平平常常的吃饭，就能够轻松开启人类大脑自愈功能。人类的进程总要经历一番化繁为简，即便是复杂得不能再复杂的大脑，滋养它照样可以是简单的不能再简单的方式。

长久维持人类幸福感的主食结构新模式

很多人都觉得，假如什么事情能让自己感觉幸福，那一定要格外珍惜，因为人生的幸福感着实来之不易。事实上，幸福感源于我们人体分泌的特殊物质，当我们在生活中体验成就的时候，才能与它不期而遇。究竟有没有什么办法，在杜绝成瘾的良性作用下，能将这种感觉长久保持下去，能够激发我们内在的力量，让我们每天都有一个愉悦的心情？其实想维系这一切很简单，它可以从很多方面入手，比如，努力地接受一种全新的主食结构模式。

"人生之极致美味不过是碗中普普通通的一日三餐。"

"若要问生命中幸福的感觉，那无异于三件事，吃得好，睡得着，时刻保持真心微笑。"

从这些话可以发现，人类的幸福感始终是与食物有所链接的。美食是生活的幸福来源，抛去一些生存的必需品，也只有饮食能够帮助我们找到最廉价的幸福感了。

　　尽管大家都觉得美食从某种程度上给自己带来了幸福感，却各有各的出发点，生而为人，不同人的心中却有着截然不同的幸福美食概念。比如，有人觉得吃喝玩乐，本身就是自己工作赚钱的主要动力，一日三餐吃的就是自己事业的成就感，每当自己看到桌子上丰盛诱人的美食时，心中就会非常自豪，并告诉自己："你值得拥有。"这种人与其说是享受美食，不如说是在享受一种人生的成就感。

　　还有的人从美食中吃出了爱情的味道，和自己喜欢的人找一家非常棒的餐馆共进午餐，或是一起在网上搜索一家家美食店铺，即便是不出去吃饭，餐桌上的饭菜也绝对不会将就，两个人一边吃饭一边看电视，时不时互相调侃几句，以至于多年之后，每当看到美食就会想起对方当年的样子，这样的人与其说是在享受美食，不如说在享受回忆。

　　曾经听过这样一句话："美食像这世间所有的好东西，把人从流水般的日子里捞出来。"美食是一只神奇的魔法棒，不用太多的能量，就能让我们更鲜活地游走人间。事实上，一个人想得到一阵幸福感很容易，但想长久保持在幸福状态难度就会很大。对于精准营养而言，人们最渴望的是通过开启食物功能的宝藏，在简单的一日三餐中，让生活的幸福感长久地延续。这对于精准营养的研发而言，无疑是一个很严峻的挑战。

　　那么究竟哪些物质能够帮助人们成就幸福的感受呢？综合起来，有三种人体分泌物质对延续喜悦幸福感起着至关重要的作用。

第一种，多巴胺

　　多巴胺是大脑的一种分泌物，可以直接影响到我们的情绪，这一分泌物主要负责大脑的情欲，不断传递兴奋开心的信号，从而让人感受到幸福快乐。这种神奇的分泌物，甚至可以促成美好的感情姻缘。据有关科学认证，爱情其实就是因为相关的人和事物促使脑里产生大量的多巴胺导致的结果，每一个深陷爱情的男女，都会在这一时段身心愉悦。人之所以思想活跃，感觉真切，会对一些事情产生热烈的追求，多半都是拜这种物质所赐。

在饮食方面，富有美好口感的食物，也一样可以促进这种分泌物的生成。例如，当下很多人在品尝巧克力的时候，就可以暂时将自己置身在一种无比幸福的氛围当中，而这种发自内心的幸福感危险系数很低，基本不会构成上瘾，其主要原因是我们的大脑会主动分辨出各种物质，物质不同反应不同，所传递的信息自然不同。我们大脑灵敏的分辨率，可以及时地向我们的身体反馈信息，告诉我们这是一种怎样的感觉体验，从而更为有效地调整自己的机体状态。因此，从精准营养的建设来说，想通过食物配比提升良性多巴胺分泌，并将这种快乐幸福的感觉长时间延续下去，是完全有可能的。

第二种，内啡肽

除了多巴胺，影响人心情好坏的，还有另外一种大脑分泌出来的物质，它的名字叫"内啡肽"，它不仅仅可以影响到人们的幸福感，还具备一定的"镇痛"作用，假如可以找到方法，促进这种物质的分泌，我们整个人生的状态就会变得更加愉悦，更加年轻，更加健康，也更有成就感。

在精准营养尚未研发完毕之前，人们依靠自身本能去长久分泌内啡肽是存在一定难度的。因为这种物质只有当一个人真正享受到成就感的时候，才会被正常地分泌出来，但作为一个人来说，谁也无法保证自己能长时间、源源不断地为自己提供成就感。但你想象得到吗？即便是分泌难度这么高的物质，只要饮食得法，也是可以以另一种形式促进它的分泌生成的。

目前相关科研单位已经整合罗列了一大批能够促进人体内啡肽分泌的食物元素，他们希望对这些食物的内在功能进行驯化，从而提炼出能够有效延续人类幸福感的精准营养物质，并让它在安全性方面得到可靠保证。

第三种，5-羟色胺

5-羟色胺是一种能产生愉悦情绪的信使物质，它无时无刻不在影响着大脑每一方面的活动，无论是调节情绪、精力、记忆力还是整个人生观的塑造，可以说 5- 羟色胺与我们的身心健康有着密不可分的联系。目前这种物质已经投入到了药物的生产，专门帮助人们抵抗抑郁。假如我们可以在精准营养方面对这一物质进行开发，并降低其对于人体的伤害，那么实现人类在饮食中延续幸福感的期待，将不再是梦想。

这种良性的幸福感可以有效替代固有的成瘾性幸福感，我们很难想象，一个人在正常吃饭过程中，很轻松就杜绝了烟酒成瘾的伤害和困扰；我们很难想象，一个人在抑郁伤怀时，通过进食一碗饭就能回归幸福愉悦的状态。我们很难预料这种从幸福物质中提炼出来的幸福感，会给我们的人生带来多少成就和喜悦。但它真的有可能会出现，假如有一天我们有幸见到，一定要对这一充斥着满满幸福感的精准营养倍加珍惜啊。

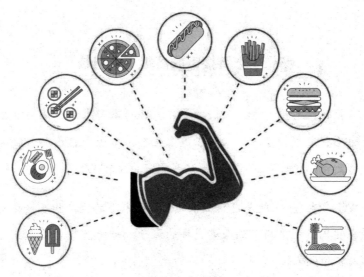

第十二章
美味与食材的革新颠覆，科技让未来充满想象

　　我们知道，人类的明天将越来越趋向于智能化、科技化，谁也不知道在这样迅猛发展的速度下，会迸发出多少史无前列的灵感和奇迹。而在食物的世界里也是如此，因为它们与人类链接紧密，所以必然也将面临一轮又一轮的革新与颠覆。或许有一天，当我们面对一餐饭时会惊奇地发现，此时自己所摄取的食物已经不再是以前的性质，口感也不再是我们想象中的样子。有人说，顶多再过一个世纪，人们就可以破译食物王国的基因密码，开启它们强大而神奇的功能，最终人类可以依托吃饭这个媒介，直达永生的美好时代。那时的人类会很健康，那时的精准营养很强大，那时候一提到吃饭人们就会很幸福，而那时候大家的生活状态又是怎样的一番新天新地呢？

畅想生态链接下的高端主食科技

不管时代怎样前进，人们心中最美好的家园永远都是大自然本有的绿色状态，如今不少人都在追求生态，希望为自己也为后人营造一个更为美好的生活环境。那么究竟何为生态呢？

所谓"生态"，就是自然赋予作物的最本源的生活状态，在天然的生态圈里，几乎找不到人类科技的影子，却能保留食物本身就具备的内容和风味。

目前，这个世界上已经没有什么能抵得过高科技给人带来的诱惑，在有限的一个小时里，如果没有手机、电脑，有些人就会坐立不安。有人反驳道："我们就没有被这些技术影响，我们每天都在工匠精神中精心雕琢着一坛坛好酒，日出而作日落而息，力求用最好的粮食酿出最美的酒，我们的东西都是古法酿造，生活的方式是原生态，我们不追求物质，也不在乎经济的发展，我们只专注把这一件事做好，希望这一古老的锻造技术能够一代代传播下去，最理想的生活，也真的莫过于此。饮上一杯好酒，什么烦恼都忘得一干二净了。"

人的概念不同，思维方式也会不同，自然在对事物的选择上也各不相同，与植物相比，人类具备优越的自主选择权，他们可以把食物改造成各种样子，在与它们相依相伴的过程中，不断思考如何驯化它们，如何让它们最大限度地为我所用，但又能在品质和营养上，将其原汁原味的功能和美味口感进行最大限度的保留。最终他们找到了一条创意的食品发展之路，那就是让技术在无形中帮助食物与生态环境进行最佳链接，用原生态的科学技术去支持原生态的良性发展，为食物提供最佳的生长空间，让他们在最舒服的状态中爆发出无限的能量和潜力。

我们不难想象，在我们未来的精准营养世界，每一份食材的来源都要花很多的心思，从播种、耕种，再到开花结果，整个过程或许就是一个生态圈套着另外一个生态圈，而生态圈与生态圈如何无缝链接，如何能够在无形中创造最高的品质和最大的收益，将成为当下乃至未来科研人员研究的课题。人们都向往自己的食物来源于原生态，但我们又该如何让口中的食物在我们设计的原生态范围圈内实现价值最大化呢？针对这个问题，人们始终都没有放弃探索，直至今日，一切已经初见成效。

面对当下塑料对食品生产环境的污染，人们就动用了一种大自然中常见的生物，它的功效十分强大，只需要24个小时就能轻松搞定，它的名字，叫"黄粉虫"。

黄粉虫又称面包虫，喜阴食性广。它可以很快吞食工农业的有机废弃物，将其在身体中进行转化，最终成为有机肥料，增强土地的肥力。可以说解决了工业生产和农业生产的老大难问题。

单一数量计算，每500条黄粉虫在30天里，就能吃掉1.8克的塑料，吃下去的塑料，一半会转化为二氧化碳，另一半则转化为粪便，可以直接作为有机肥料，满足农作物耕种的需要，增强土地肥力。由此，小小的虫子就将曾经不可链接的工业塑料污染与农业生态种植紧密和谐地连在一起，于是，有些搞农业的朋友就畅想，这小小的虫子如果能降解土地中的地膜，那生产成本将会大大降低。

经过实验，这种想法要落实，还真的需要人类相关技术的支持，因为这种黄粉虫耐不住太阳的暴晒，很难在阳光下生存，假如直接将它们放到田间地头，还没来得及降解残留的地膜，自己就已经死了。

那怎么办呢？后来人们经过研究发现，黄粉虫之所以能降解聚苯乙烯，主要原因是在这一条小虫子的肠道中，存在着两个菌群，一个是阿氏肠杆菌，另一个是芽孢杆菌。假如能够从黄粉虫体内将这两种菌类提取出来，从事土地地膜的降解工作，那成效一定也差不了。

于是，大家将这一发现科研立项，开始了进一步的研究，一旦研究落地实践，那么在这小小的面包虫影响下，我们的农耕产业就将向着生态健康的目标迈进了一大步。

想象一下吧，或许未来，当一份食物来到你面前时，它已经经历了数个美好生态圈的精心雕琢，而就在你把它送到嘴里的时候，这种生态链接也一直没有阻断，生命的进程就是一个环节跟着又一个环节，而食物的生命进程就是一个环境接着又一个环境，谁也说不清这里面包含着人类多少精心的设计，每一个生态圈中的内容都凝聚着人们对食物的需求和希望。当几种食材在经历了不同的成长而走到一起，重新迸发出新鲜的活力，它们所创造的功能价值和品质价值必然会超乎我们的想象。

可以说，它们来自一片美好而肥沃的土地，吸收天地精华，享受阳光雨露，然后就这样款款地向我们走来，化身为极简而营养丰富的精准营养，从此，它在人们的眼中越来越鲜活，宛如一个一点点强大起来的孩子，给这个世界增添了更新鲜的活力，带来无限可能，拥有无尽力量。

高端药用调味品，主食不再仅仅是主食

你相信在未来功能食物时代，一味简单的调味料，就可以即时调剂我们人体吗？它不但富有精准营养，还附有一定药用价值，身体不适可以调理，平时则有利于养身。我们厨房里的调味框，也会变得越来越简单，每一味调味料都将我们的身心全面地置身于功能饮食的世界。在那个时代里，主食不仅仅是主食，而调味品也不在局限于调味，一切为了健康，为了营养，也为了更实在的功能价值。

说到调味，我们脑子里首先想到的是"酸甜苦辣咸"。人生漫漫，行的路越多，吃过的味道就会越多，各种鲜香苦涩，虽然各有不同，但都是由这几样简单的调味元素混合而成的。古中医认为，五味链接着人体的五脏，想调和五脏，是可以通过口味的变化对自身的健康进行调理的。

所以我们会看到，真正优秀的厨师，不仅仅只会做菜，还具备一定的中医知识和心理知识，他们在料理中所渴望呈现的，是当人们拿到这份饭菜时，不但能品味出极致的口感，还能从中找到幸福，同时更好地维系自己的身体健康。世间烹饪的极致，或许就在于这一点了吧。

前面我们说过，世间之所以出现调味品，并不是因为人们渴望拥有怎样更高层次的美食体验，而是为了能够更好地适应环境，即便是遇到不好吃的食物，自己也能有方法接受下来，不至于因为吃不下面临生存的危机。随着人们对健康知识的探索和掌握，人们开始意识到，世间不同的味道对自己的

身体而言，有着不同的感受和需要，他们开始明白，原来手中的这份调味品，不只是单纯的调味品，它还可以帮助自己解决很多其他问题，从而让自己拥有更健康的身心。这就是调味品一步步地向高层次需求进发的开始。

当人们从工业时代过度到智能时代时，科技的发展促使人们不断对调味品进行研发，为了在促进口感的前提下降低食品生产的成本，很多食品成分中的调味剂开始让人担忧。例如，当我们买下一瓶饮料，在商标的背后成分一栏，我们就会很清晰地看到诸如甜蜜素、安赛蜜之类的调味剂，尽管商家保证产品已经受到国家认真批准，对大众没有危害，但论及这些调味剂究竟是什么，怎么造出来的，很多人还是一头雾水。于是，有人感慨："自己吃进去的东西，不知道是怎么造出来的，具体成分又是怎么回事，这是不是有点悲哀呢？"

现在我们不再去讨论调味剂是通过什么方式创造出来的，而是将更多的着眼点，聚焦到人类未来的美好时代。试想一下，再过一个世纪，或者半个世纪，家家户户橱柜里的调味料会发生怎样的改变？或许它不再是食盐、酱油、辣椒酱，而是标注着各种可以开启我们身体功能自愈性能的特色调味品——这就是在人类主食芯片更新以后呈现的精准营养调味料。它具有一定的药用调理效果，不仅不会伤害到你的身体，还能从某种程度上提高你的体质，满足人体高层次的健康需求。

技术越是发达，人们越会思考三个问题：

如何能让自己变得更健康？

如何能够延长我的寿命？

如何能够更好地提高我的生活质量？

这些理念会在人们的主食芯片中根深蒂固，他们会在各个方面寻找更适应自我需求的食物产品，当然也包含着最富有营养价值和功能价值的高端调味品。

我们很难想象未来世界的调味品究竟能玩出什么花样，又将以怎样的形式影响和调剂我们的身体健康。或许有的朋友说："其实现在很多调味品也对人体健康起到了一定的积极影响啊，比如芥末，对于预防感冒就是很有效果啊。未来世界的调味品究竟与当下的调味品存在怎样的不同呢？"

其实这个问题也很好回答，仅以芥末为例，尽管它的药用价值和营养价值都很不错，但它给人们带来的感觉并不是谁都能接受。面对这样的困惑，在未来世界的调味品变革中，它必然会成为要进行全方位升级的那一份。想象一下，当我们将芥末中的营养成分进行提取、浓缩，并将其进行口味驯化，慢慢衍生出另外一种可以受广大消费者接受的口感形式，同时保证营养元素一个也不会流失，那这种呈现对于人类的健康会不会大有助力呢？

我们还可以闭上眼睛想象一下，未来世界家庭的厨房是什么样的？随着极简理念深入人心，很多人家的厨房会变得越来越干净，而橱柜里的调味品也会越来越少，即便真的酱油还叫酱油，那也很可能是此酱油非彼酱油了。人们通过更为营养的食材配比，创造出最适合人体健康的精准营养调味品，并具有一定的调理成分，到那个时候，即便家中只有少量的食物，经过简单的加工处理，在适当加入一些类似的功能调味品调味，也可以让自己的身体吸收到更全面的营养，让机体焕发无尽的活力和能量。

在精准营养的世界里，这些具备精准营养和健康性的调味品，同样也是功不可没。他们会秉持维系人体健康、保证零度伤害的原则，对精准营养的口味进行合理驯化。到那个时候，人们再也不会担心所谓的工业性调味剂会影响自己的身体健康，因为一切用作精准营养的调味原料都是绿色环保，并带有一定调理元素的高级调味品。它们会更为科学、更为健康地与精准营养融为一体，演化成各种奇特而新鲜的口感。

或许那个时候，我们并不了解自己究竟吃了什么，但对其功能坚信不疑，精准营养经过这些具有调理价值的调味料调配后，其面貌已不只是一份主食，而是象征着一种饮食的新型乐趣，甚至还直接颠覆了我们固有饮食结构对口味的理解。究竟能到达什么样的程度，谁也说不清楚，但它必然会在科技的延伸下，为我们带来一个又一个惊喜。比如，有人在摄食由多元蔬菜驯化而成的精准营养时，尝到了幸福满满的蜜桃味道。

精准营养的飞跃，从抗衰老战役直达永生

人生再丰富多彩，也要遭受生老病死，面对这个美好的世界，很多人都渴望自己能够青春永驻。但要梦想成真又谈何容易？对精准营养而言，它所涉及的科技内容包含了智能、培育、生物、化学、量子等尖端领域，当智慧在研究中升华，人们很可能有一天会将自己一生所学统统熔炼到一碗饭里，它开启的是一个奇妙的世界，解决的是生命不息的永恒话题。

从古到今，人们为了能够抵御死亡、直达永生，在各个领域不断探索着。古代皇帝为了能够找到青春不老的方法，拥有属于自己的不死之身，花巨资炼仙丹，四处雇人探访神仙，以求不老之术，结果自己还是免不了一遭生死。据现代医学考证，关于长生不老丹，当时炼丹主要是以五金、八石、三黄为原料。炼成的多为砷、汞和铅的制剂，吃下去以后就会中毒甚至死亡。

古代皇帝求仙求术，之所以不能永生，除了他不可逆转的人体衰老因素外，还在于他的欲望太多，欲望太多就会生烦恼心，有了烦恼就想方设法寻

找解决问题的捷径，但寻觅捷径的途径又不得法，所以才付出了生命的代价。

那么回到现实，在科学技术迅猛发展的时代，人们在研究永生领域的过程中又有哪些巨大的发现呢？

对于永生这个话题，起初很多科学家都觉得这一构想是荒谬的，直到有一天，他们在研究细胞的过程中发现了震惊的现象。

一般情况下，人体内每分钟都要消亡至少3亿个细胞，这个数字听起好像很惊人，但事实上从人体细胞数据来看，它还不到人每天被取代的细胞总数的0.0001%。每人每天体内有10万亿到50万亿个细胞在源源不断地更新着。但这种轮转的新陈代谢并不会一直这么顺畅地进行下去，内耗伴随着人的一生，因此，如何有效降低内耗，就成为科研人员下一步要解决的问题，而这恰恰与中国古代的《黄帝内经》的养生方向如出一辙。

具体来说，人类衰老的原因是这样的，人类细胞的生长是通过细胞分裂生成的，但细胞分裂的次数是很有限的，经过多次分裂后，便会停止，而这个时候人就进入了衰老状态。究其原因，是因为这种现象来源于细胞内的染色体，每一条染色体的末端，都有端粒加以保护，而细胞每分裂一次，染色体的端粒便会短一些，直到细胞再也分裂不动了。这种基因中所自带的缺陷，铸成了人类由青春一步步地走向衰老的事实。

知道了衰老的原因，研究人员曾一度意志消沉，但随后他们有了令人惊喜的新发现，那就是并不是所有的人类细胞都在遵循这一原则，有些生殖细胞和癌细胞不停地分裂，是因为他们本身含有端粒酶，而正常的细胞却没有这种物质。于是大家就想，如果能想办法把端粒酶加进人类正常的细胞内，以此来延长生命，促进细胞的分裂和生长，那么使人长期保持在青春的状态将不再是一个梦。假如能够做到这一点，实现永生、治愈顽疾应该都不在话下了。

　　由此我们不难想象，当精准营养提升到一个科技含量相当高的维次，其食物中所融汇的精华，很可能就带有某种促进容颜不老、身体永无病痛的活力酶，假如我们吸收这种酶元素的过程不再烦琐，仅仅通过摄食一定量的精准营养就能影响到整个细胞机体的活力，那么想实现永生将会变成一件非常简单的事情。

　　从生物学角度来说，人体不同部位的细胞，都有着属于自己的更新周期，当人类对自己的身体有了系统的了解，在这一系列的周期中及时地搭配不同的精准营养，促进细胞的再生活力，那么未来世界的人们，必然会在体质上得到大幅度提高，假如能将自身机体的活力长时间地保持下去，老都老不了了，怎么还会经历死亡呢？

　　所以，不要小看了精准营养的强大，当它收容万千领域的智慧于一身，经过不断自我蜕变焕发出前所未有的强大功能时，很难想象它会在我们的身体里起到多么强大的作用，仅仅是一份主食，却能帮我们实现很多愿望，其中甚至包含了最难实现的永生。万事都有程序，人体的基因密码源于我们生命最真实的架构，当这层神秘的面纱揭开，当我们真切体会到食物与我们内在生命的无缝贴合，拥有真正意义上的终极生命，也不再是不可能的事情。

满足食欲前提下，衍生的是不同食材的内容变异

　　想象一下，如果有一天我们看到的食物外形，茄子还是茄子，南瓜还是南瓜，主食还是主食，但其内在内容却发生了更富创造力的提升和变异，对于这个世界而言，食物的世界又将开启怎样的一场变革呢？科技的推进，需求的提升，人们对于饮食的要求将随着

他们的生活层次而不断升华，他们期待能在满足食欲的同时，不断提升食材的功能价值，并且建设它，驯化它，让它更贴切自己的需求，看到它一级比一级更完美。

说到人类与食物之间的关系，如果起初只是未来饱腹充饥，那么随着时代的进程，人类一步步走到今天，与食物链接的最大转变就在于人们已经彻底从单纯的食物奴役中解脱了出来，开始反过来对每一份食材进行合理驯化，以便于更好地适应自己的需求。

起初人们不过是变更了食材的形式，却没有能力变更更深层次的内容，而我们不难想到，科技越是持续发展，人类对于食物的驯化能力就会越来越强大，很多现在我们还不知道的食物秘密将会被一个个地解开，而后一系列针对食物的研究课题将会紧锣密布地展开。经过这番研究驯化以后，我们未来所接触到的食材，除了形态的改变，很可能在性质上也会发生改变。

如今很多人一谈到基因变异，就会有一种莫名的紧张，尽管这个名词在我们耳边越来越熟悉，但它到底对我们的生活意味着什么，其中有多神秘的内容，恐怕很多人都不得而知。事实上，好的基因变异可以给生命增加助力，但如果这种基因变异充斥着病态，那后果也是不堪设想的。

对于食材来说，人类驯化的追求自然是希望它们能够发生良性变异，并经过一系列的加工生产形成对人体健康大有助力的精准营养饮食，最大限度地提取食材中的功能，为人类膳食的明天提供服务。

那么就目前而言，我们发现了哪些良性食材变异技术呢？举个例子来说，太空蔬菜种子培育技术就是食材良性变异研究中不能不提到的内容。

所谓太空蔬菜种子，是将普通蔬菜种子搭载航天微型装备，在一番太空失重、缺氧等特殊环境变化中进行驯化，使其内部结构发生变化，以至于当它们重返地面的时候，经过农业专家的特殊培育，形成了一种突变后的特殊蔬菜品种。

数据显示，太空蔬菜的维生素含量高于普通蔬菜的两倍以上，对人体有益的微量元素含量，铁提高 7.3%、锌提高 21.9%、铜提高 26.5%、磷提高 21.9%、锰提高 13.1%、胡萝卜素提高 5.88%。相比于一般蔬菜更加美味可口，而且水分充足，色、香、味俱全，如今已经成为城市居民、宾馆、饭店的上等食品。目前人们正在努力运用这项技术，对食物种子品质进行提升，并不断更新换代，希望能将这些突变后的种子品种稳定下来，不断地造福子孙后代。

仅拿"太空茄子"为例，人们选出地球上最好的茄种送上太空，在空间环境中经历高能粒子辐射、微重力、高真空、弱磁场等一系列的综合因素影响，最终在内部结构上形成突变。当重返地面后，大家再对这些发生突变的种子进行耕种和培育、最终见到了果大、色美、味香、富含维生素 C 和糖分的优质茄子。除此之外，它的贮存期比一般茄子长，成熟期也提前，产量也很可观，而且抗病性、抗逆性都很强，具有很强的气候适应性。

这些茄子通过人工定向选育，至少也要经过 4～6 代才能稳定选育品种，通常情况下，也得花费两年才能培育出 3 代的品种，所以想要真正将选育的品种稳定下来，至少需要四年的时间。

当然，随着时代的前进，一份食材，经过一番驯化后除了其形式会发生改变以外，其更深层次的内容也会随之发生改变。人类的驯化技术不仅仅只局限于如何将食材培育得更好，而是会把更多的着眼点聚焦到食物的功能成分。为了能将食物的精准营养发挥得淋漓尽致，人类必然会在破译食物基因密码后，通过人工干预的形式，在食材生命体中注入更丰富的内容，而当这一个个的课题最终成为现实，人类与食物的链接就将开启崭新的一页。

假如有一天我们见到的食材，再也不是我们固有主食芯片中本来的样子，看似平凡的马铃薯，也能被培育成富有强大功能的"万能薯片"，它不但能满足我们高标准的味觉口感，还能有效地发挥其内在功能，吃上几片就能很好地为我们的人体提供一天所需的营养与能量，它或许可以帮助我们从疲惫的工作状态中解脱出来，或许能有效地调剂我们郁闷的心情，甚至还可以促进瘦身，再也不用担心吃零食会发胖的问题。

总而言之，小小的食材必将在未来世界，发挥出令我们难以想象的超能力，它让我们觉得此物非彼物，新奇又有趣。它来源于人类对自己的塑造需求，也必将影响到与我们产生链接的其他生物。

回首过去，展望未来，人与食物的渊源早已从主从关系，上升到驯化与被驯化、满足与被满足的关系。但这并不意味着人与食物之间只有这简简单单的一种关系，因为它自始至终关乎我们的生命，所以必将与我们长久依存下去。在整个世界上，我们彼此共生，相互依赖。

人们与食物之间的故事，将开启主食芯片崭新的一页，而其中的内容也必然会越来越精彩，越来越丰富。

食品科技，让食物的功能和口味比翼齐飞

这是一个注重效率的时代，对一个人的发展来说，空间与机遇并存，同样对于一份食物而言，其功能和口味也是要并驾齐驱来发展的。当时代不断向前发展，人们对于食物的概念，除了饱腹或口

感外，还会以更高的水准来判断它的功能，当然这并不意味着他们会忽略对于完美口味的需要。因此，在精准营养的开发上，商家将本着这两大领域来不断进行探索和尝试，而这也将预示着精准营养生产技术将会不断的改良升级，以此作为核心竞争力来更好地适应市场的需要。

举个例子来说，在医疗方面，餐后血糖的控制是医生和糖尿病患者最头痛的问题。既要保证生理功能必须的能量，又要控制饮食中的葡萄糖摄入，平衡二者的矛盾。患者的一日三餐特殊功能食品，需要缓释控释技术的应用。药品中应用缓释控释技术后，同样的成分价格要高几倍十几倍。食品比药品使用量大得多，缓释控释技术的瓶颈在于成本控制，探索出可以被市场普遍接纳的有效技术应用。

除此之外，从国情的角度出发，我国目前的超微粉碎加工技术仍然有待提高，大量的农副产品不能精深加工利用，造成了可食性资源的浪费。诸如小麦麸皮、燕麦皮、玉米皮、米糠、豆渣等主要用于饲料，还不能够从中有效地提取养分进行更好的开发和利用。

如今，国内外营养学家、专家早就一致认为，麸皮和米糠是含膳食纤维很高的"保健食品"，其纤维含量高达 43.9%、蛋白质为 17.6%、脂肪为 8.3%。食用这些食品将更有利于人体的新陈代谢，并对防止便秘、降低胆固醇、预防动脉硬化等具有相当显著的效果。在国外，用麸皮开发的纤维保健食品已成为国际市场的抢手货，颇受消费者欢迎。由此来看，食品超微粉碎技术将成为今后亟待推广的科学技术之一。

对于食品功能加工技术的发展，已经有很多内容超出了我们的想象，例如，美国宇航局 NASA 在 2013 年委托 Anjan Contractor 和他的系统 / 材料研究公司研发了一款 3D 食物打印机，这款 3D 打印机，由一种名为 RepRap 三维打印机改装而成，其所运用的披萨打印材料，并不是我们想到的面粉，而是内涵更丰富的营养粉、油和水。而营养粉的制造原料一般来源于昆虫、草和水藻，而且保质期很长，30 年也不会变质，非常适合宇航员长距离的空间旅行需要。

这款 3D 食物打印机很好地起到了改善宇航员膳食水平的作用，并有效降低了披萨中不健康的有害成分，其整个打印过程更是相当有趣。首先在加热板上打印面饼，然后将番茄、水和油打印上去，最后再在表面上打印一个"蛋白层"，一款鲜香美味的披萨就这样大功告成，其简单又营养的特性，赢得了宇航员们连连点赞。

要说这食品 3D 打印技术中的耗材可谓是最为关键的一个改变，首先它需要数据先整理出一个食品材料系统，之后 3D 打印机会有效读取文件在三维设计中的横截面信息，随后再经过食物粉末化、调整配比和颜色等基本工作，最终将不同的食材分别加入各自的耗材单元里，根据三维设计中输出的数据和电脑端的控制，对每个截面逐层、均匀地喷射食材，最后再通过层层叠加与不同耗材的配合制造出立体食物，然后以黏合的方式形成一个整体。

这项技术的研发成功带给我们无限的展望。想象一下吧，未来精准营养的制作过程，说不定也会运用同样的智能科学技术，以 3D 形式，为我们打造诸多款与众不同的精准营养，这种精准营养造型独特、口味新鲜，其价值不仅来源于食材本身，而且来源于其背后给大众带来的奇特感和功能属性。

比如日本食品概念公司 Open Meals 最近在研发 3D 打印寿司。

日料是很多人出去觅食的首选，而在众多料理中最常见也是最有代表性的美食，要属寿司。

　　寿司不仅种类多，营养价值也很高，但是你想过把每一块寿司做成艺术品的日料师傅，有朝一日会变成一台 3D 打印机吗？

　　或者你有想过，每次吃寿司前都得做一次尿检吗？这两个看似不可思议的神级操作是日本食品概念公司 Open Meals 搞出来的，他们计划开一家奇点寿司餐厅，专门引入 3D 打印设备来制作充满未来感的寿司。

　　每一个寿司的营养成分都是为每名就餐者量身定制的，缺啥补啥。而这就是寿司店和尿检扯上关系的原因了。在预约就餐两天后顾客会收到一个健康检测标本盒，用来收集尿液、唾液或者粪便。然后顾客需要将盒子送回餐厅以分析营养状态、肠道菌群等情况，并建立健康 ID。当你进入餐厅后，配套的智能系统会自动识别 ID，并把富含特定营养元素的私人定制菜谱发送到厨房，3D 打印设备制作，机械臂装盘，最后涂上酱料。一个吃货追求的极致美食，就新鲜出炉了。

大众所了解的"芯片"，最容易联想到的就是计算机和智能手机的中央处理器 CPU，这是芯片中的典型实例。CPU 属于系统芯片，另外还有存储芯片，无论是系统芯片还是存储芯片，都是通过在单一芯片中嵌入软件，实现多功能和高性能，以及对多种协议、多种硬件和不同应用的支持。基于"芯片"概念，人脑芯片、生物芯片、基因芯片等新科技概念层出不穷——主食芯片新科技是最新的精准营养食品人工智能技术。

主食芯片 3D 打印技术包括食品生产所需的智能硬件机械设备和控制设备性能参数及食品营养配方的嵌入式软件。主食芯片 3D 打印技术是以数字化的 3D 造形智能建模和原料营养成分配比的智能建模技术为基础，利用现在相应的挤压式 3D 打印技术、FDM 熔融堆积技术或者是包衣喷涂技术，把食品的液体、半固体或者固体的原料，在特定的温度、压力和扭矩等参数设置下，经过逐层的粘接或成形，形成食品所需要的特定微观物理结构及外观形状，并由此具备复合营养、易于消化、营养缓释、快捷食用等多种令人惊叹的特性。主食芯片 3D 打印技术，将会成为实现食品工业 4.0，或者一切精准营养类产品智能制造的一个重要手段。

主食芯片 3D 打印技术在精准营养产品生产的应用过程中，所需的原材料都只能是可入口的食物级原材料，都可以安全地和人体亲密接触。我们知道，太空状态、地心的高温高压状态都有可能化普通为神奇。而 3D 打印过程中有可能人为创造出真空、辐照、高温高压等生产条件，主食芯片 3D 打印技术会延伸到医疗耗材 3D 打印技术，例如体内外用的支具、支架、可吸收敷料、药物辅料等医药新应用。

主食芯片 3D 打印技术和生化技术、基因技术结合，可以把纤维素、角蛋白等人类无法消化利用的物质营养低成本的调动出来，创造出饲料、食物、营养的新来源。纤维素是由葡萄糖胺组成的大分子多糖，它是一种由分层链结构形成的分子，是自然界分布最广、最丰富的一种多糖，主要来自植物细胞壁。纤维素无毒，但人体内并没有可以直接消化纤维素的酶，在人类遭遇的饥荒场景中，多少人咀嚼吞咽着草根树皮，最终还是活活饿死。大熊猫作为熊的一类，却能消化竹子，因为它们进化出了特殊的肠道微生物，可以分解植物植物纤维素。

主食芯片 3D 打印技术在当前应用的两个方向：

第一，复合食品创意工坊方案服务。中式传统的食品加工，类似蛋糕店、快餐店，创意食品的工艺很复杂，很少有一种爆款食品能完全做成自动化加工的食品，必须依赖技艺精湛的大师傅操作完成。采用主食芯片 3D 打印技术智造食品，具备数字化的设计，可把大师傅操作的关键环节实现量化，形成智能化的体系，小师傅简单培训就可以完全实现智能化的加工，成为优秀的大蛋糕饼干师傅。主食芯片 3D 打印技术中的营养成分配比建模技术，可以智造复合食品，解决大众食物单一营养的缺陷。日常生活中，要做到营养均衡，膳食平衡，一餐的食物里面需要有多种食材原料。目前人类食用的任何一种自然食材，能含有全部人体所需要的营养元素。把很多的食材加在一起，食品相关的营养复配是只是模糊的定性理论，自行搭配也是高难度的任务。而主食芯片 3D 打印技术中，具备数字化的食材营养配比建模设计，还可以个性化调整优化。因此，主食芯片 3D 打印技术允许人们根据个性化的科学的营养膳食需求，做出营养平衡的食品。如果喜欢某一种风味，可以把某一种原料的含量适当提高。

第二，精准营养主食智能制造方案服务。主食芯片 3D 打印技术整案可以落地生成工厂化的精准营养主食、特需辅食、特需零食的自动化生产。特需食品，可以精准地对接满足特定人群的需求。传统的食品，它不针对某一个特定人群，而是普通大众人群无差别消费的产品。主食芯片 3D 打印智造的食品，可以精准地满足某一个人群的特定需求，解决儿童吃什么、老人吃什么、糖尿病人吃什么、住院患者吃什么才最健康的问题。所有有特定健康饮食需求的人群，通过主食芯片 3D 打印技术，就能实现可以享用相应该人群所需要的最健康营养配比食品的理想目标。

主食芯片 3D 打印技术，实现精准营养主食的敏捷定制，形成产业级别的精准营养主食中心厨房。主食芯片 3D 打印主食的第一特征是"复合主食"，第二特征是"容易消化的主食"。每餐的主食功能主要提供能量，特素的基础成分是碳水化合物类，保障能量，同时糖、蛋白、脂类、膳食纤维、维生素与矿物质、功能性营养素的来源是复合型，根据不同的特需配比。按热量比，分为高卡、低卡、普通卡路里型。像大部分代谢障碍患者需要"碳水化合物缓释型食物"，主食芯片 3D 打印技术可以形成缓释控释的包裹型主食。

　　主食芯片 3D 打印技术可以针对康复需求定制个性化康复主食。主食芯片 3D 打印技术精准营养主食还有碳水化合物性、蛋白型、功能油脂型、中药材型、维生素矿物质、果味型等，可以以医院营养科和康复科的需求为中心定制，针对疾患和体质的不同定制研发差异化的功能模块和色香味的匹配。

　　我们现在很难想象未来的精准营养将会以什么样的形态出现，我们手里吃的食物究竟富含怎样的营养成分，将通过什么样的营养配比和形象打造进入我们的眼帘。但有一点肯定毋庸置疑，其功能价值与口味价值一定并驾齐驱，能赚足大众的胃口。

　　时下人们还在进行着诸多类似的食物领域探索，我们未来吃到嘴里的食物，鸡蛋会被植物提取出的精华元素所代替，牛肉也可以拥有与众不同的植物版本，味觉还是那个味觉，而其内质早已是另一番新天地。由此可以推断，再过二十年，我们走进购物场所见到的食物，或许早已经历了一番标新立异的革命，能更好地适应我们的需要，同时也更贴近我们身体健康的需要，它会在我们人生的不同阶段起到关键性作用，我们收获的将会是一个更有品质的生活和一个理想的健康寿数。